民国名家针灸讲稿

针 灸 问 答

谭志光 编著

杨克卫 等 校注

学苑出版社

图书在版编目（CIP）数据

针灸问答/杨克卫点校．—北京：学苑出版社，2016.10
（2019.3 重印）

ISBN 978－7－5077－5065－2

Ⅰ.①针…　Ⅱ.①杨…　Ⅲ.①针灸疗法－问题解答
Ⅳ.①R245－44

中国版本图书馆 CIP 数据核字（2016）第 182960 号

责任编辑：黄小龙
出版发行：学苑出版社
社　　　址：北京市丰台区南方庄 2 号院 1 号楼
邮政编码：100079
网　　　址：www.book001.com
电子邮箱：xueyuanpress@163.com
销售电话：010－67601101（销售部）67603091（总编室）
印　刷　厂：北京画中画印刷有限公司
开本尺寸：880×1230　1/32
印　　　张：7.625
字　　　数：171 千字
版　　　次：2016 年 10 月第 1 版
印　　　次：2019 年 3 月第 2 次印刷
定　　　价：42.00 元

校注委员会

（按姓氏拼音顺序排列）

前 言

　　谭志光，字容园，湖南长沙人，从师于上海刘云阶。谭氏为我国近代著名的针灸学家、医学教育家。二十世纪二十年代，谭氏有感于中国针灸学近乎失传，于是以《灵枢》《素问》为宗，搜集诸贤著述，参以其三十余年临证经验编撰成《针灸问答》一书。后又在当时医界张季恒诸先生的支持下，经省政府备案，创设湖南针灸讲习所，并以《针灸问答》为讲义，传授针术，先后举办针灸讲习班十多期，培养学生、弟子多人，如吉亮勋、汉轩甫、成阜吾等人，此举开近代中医针灸教育之先河。

　　《针灸问答》系湖南针灸讲习所针灸讲义，校注者所见为1929年再版。版权页书初版于民国十二年（1923年），再版于民国十八年（1929年），考《中国中医古籍总目》存1923年版（残）藏于湖南省图书馆，1923年稿本存世藏于中国中医科学院图书馆。此书以问答形式，歌注体裁，并附图14幅，阐述了针灸学的基本知识。全书分上、下两卷，内容包括脏腑经络解说、十二经穴、十五络穴、奇经八脉及其腧穴、经外奇穴、制备针灸法、行针法、用灸法、补泻法、针灸歌赋等。除《针灸问答》外，谭氏还著有《长沙秘法》《寒温辨疑》《脉道析微》《汤液辑要》《儿科秘诀》《女科秘诀》，惜该六部医著未见。本次点校采用的版本为民国十二年初版、民国十八年再版的湖南针灸讲习所铅印本。现就所见民国十八年再版本介绍如下：

一、解答经络　宗古参今

《针灸问答》一书中，在阐述每一经脉腧穴之后，谭志光以《内经》为本，证以诸家之说，中西会参，以问答形式，对人体五脏六腑、十二经脉及奇经八脉，进行了详细的解说。并以歌诀与注释相结合的方式对人体全身穴位的定位、取法、主治、操作等进行了总结。

二、针灸并用　重视毫针

谭志光认为："针之所不能为者，则灸法施之。用针虽捷，不如灸稳。"谭氏重视毫针刺法，曾专程赴沪访问针师刘云阶辈，得其真传，只用毫针、三棱针两种。于《针灸问答》书中，谭氏对毫针的制作、行针方法、补泻手法、晕针与折针治法等进行了详细阐述。关于用针之补泻法，博约不同，各具其理。如《内经》补泻、《难经》补泻、《神应经》补泻等，皆连篇累牍，令人叹起望洋。故谭氏于《针灸问答》一书中，于行针补泻之法，尽发其凡，总结成歌诀，以备后辈研究学习。

综上所述，谭氏医技精专，尤精针灸之术。其著书讲学，治病救人，以发展中医针灸为己任。其著成的针灸学巨著《针灸问答》，对于取寸之部位、寻穴之上下、手法之浅深、补泻之同异、各家之成规、医案之效验等皆详尽论述，并以问答、歌诀的形式编成《针灸问答》，内容之详备，体例之新颖，是民国时期鲜有的针灸佳作。正如熊希龄于该书后赠跋称："今观所著《针灸问答》，根据轩岐，探源华扁，鸿篇巨制，继往开来。"唐成之认为本书较之汪机的《针灸问对》更加详明。程宝书在《针灸大辞典》中称其"针灸问答"式教学开近代中医针灸教育模式之先河。

校注说明

1. 本书以自藏《针灸问答》为底本重加校勘。

2. 凡繁体字统改为规范简体字，不出校，原书系竖排本，现改为横排本，本书以点校为主，凡底本中的通假字或异体字、古今字、数字图码，统一为规范字，不出校，如邱、丘；瘂瘲、瘐疭；瘂、哑；欬、咳；卽、即；瘖、喑；痺、痹；喝、喎；痠、酸；沈、沉等。其中俞、输；蹻、跷等遵原文未做改动，读者明鉴。

3. 凡底本按文义疑有讹、脱、衍、倒之属而无据可改者，保留原文不动，出校存疑。

4. 为保持原著面貌，腧穴名、经络名等，原则上照原书不改。

5. 全书添加现行标点符号。由于引文多为意引，故引文后前仅用冒号，不用引号。原文中书名简写，如：灵枢简称灵、素问简称素、针灸聚英简称聚英等，此次整理未做处理，读者明鉴。

6. 为了便于读者参考学习，本次校对重排目录。原文段落不清者，今据文义适当划分，不出校记说明。

7. 由于参与校注整理工作的人员较多，水平不一，诸多方面尚未臻完善。希望专家、读者不吝赐教。

8. 选用参校书目：

《明代订正针灸大成》（黎明文化事业股份有限公司出版社，1974 年出版。）

针灸问答赠序一

昔史迁列传首载夷齐，巢由以未经圣论而不立传。可见古今之攀龙附骥者，由来尚已。尝忆吾师刘采九山长掌教城南书院时，曾告余曰：院中弟子三千人，惟斋长谭子志光对世局别有怀抱。时值有清末叶人心陷溺，政治腐窳，急待改革。谭子有徐锡麟、陈天华之苦志而不效其所为，盖欲留以有待隐忍以图成也。且其志不在小，落落寡合，独注目于吾弟之品学心术焉。是诚惟英雄能识英雄矣。噫！采师距今虽廿有余载，然言犹在耳。其人世变化，竟为谭学长所先知其真相契以心相交以神，相期以远大矣。余初犹未悉谭学长之务实也，及深窥其为人，专以立德、立言为己任，恪守澹台氏之遗规，即对待党人，亦纯以礼让调和为主义，盖实见夫一日之名不可争万世之名不可不争，隐于医而富于著述欤，今果本仁心发为仁术，著《针灸问答》行世救人，余观其根柢灵素，渊源汉唐，择精语详，洵足并驾扁仓，追踪元化矣。其必请余一言者，殆以夫子之论夷齐属望我乎？余固不暇论其书之若何美善也，特综核其生平实行，率笔而为之序。

砚宗愚弟延闿谨识

针灸问答赠序二

　　针师谭容园者，余卅年老友也。稔悉其仍世青衿，再传医业，故壮岁即不斤斤于科举一途，早以岐黄见知于吴清卿中丞、刘采九山长、林次煌太史、张松雨观察诸名公，先后出任政务、学务、医务各重职。入民国，潜隐于医，益肆力于针灸。迩年因医界张季恒诸先生见其著有《长沙秘法》《寒温辨疑》《脉道析微》《汤液辑要》《针灸问答》等书待梓，逐极端赞成，先以针灸问世，维持绝学。爰公请省政府备案，创设湖南针灸讲习所，广度金针，即以此书为讲义。余非精医道者，何克弁言惟对于中西针灸，稍有涉猎。盖此艺本中人发明，外人初未有窥我秘奥者，乃相沿既久，数千载之真传，我则失之，而反为外人所得，外人复加以精研，于是青出于蓝，转不免相形而见绌。医叟谭容园忧之，特著是书以饷我国人士。其中根柢灵素，溯源汉唐，且与东西各国善针术者（如日本之和介氏、丹波氏、金持重弘氏、长崎泽田氏、杉山和一氏及泰西诸针科之皮隆氏、普朗氏、业斯氏、喜尔氏）动多吻合，诚现世纪继往开来之课书也，阅者幸勿与无统系之旧本等量齐观焉。此则走之厚望已，是为序。

　　　　　　　　　　　　　　砚愚弟汪根甲谨识

针灸问答自序一

粤稽轩岐问难，针道开端；扁华崛兴，针经继武。洎夫汉晋机谧，伤寒与甲乙名经，唐室孙王，千金与外台辑要。他若宋王维德铸铜人以为图，元滑伯仁阐明堂而立说。以及陈会之经名神应，梅孤之卷号聚英，继洲之玄机秘要，靳贤之《针灸大成》。凡关于经络孔穴、穴道奇正、取穴分寸、取寸部位、病症主治、补泻异同、暨方宜禁忌诸篇，非不反复寻求，据为典要。无如劫被祖龙，内经已无完帙。加以年湮代远，简蠹篇蟫，补缺订残，不无伪托，颠倒舛错，指不胜偻。此刘向谓灵素为诸韩公子所著，而程子亦谓其出战国之末也。呜呼！古籍遗亡，后贤安仰？故今人专究医方，单心脉诀，砭熖之传，概置弗论。间有一二从事于兹者，世又以管蠡目之，反不得与专门内科者齿；而此一二人，亦自安于术小艺卑，目营耳食。即问以经穴之起止，脉络之向背，茫乎不知其畔岸也，浩乎不知其津涯也。漫然试之，率尔行之，取生人百年自有之命，决验于俄顷呼吸之间。幸中则矜为己功，不效则不任受过。无怪乎疫疠日盛，夭扎日多，而阴阳乖戾之气，且寝寻交战，未有已也。愚维病源所起，本于脏腑；脏腑之脉，出于四肢，循环腹背，无所不至；往来出没，难以测量。将欲指取其穴，非图莫由，心探其要，非经勿得。然匪精于绘图改错，孰能与于此哉？爰不揆梼昧，裒集古今中外诸书，编为《针灸问答》，逐穴撰成歌诀，以便记诵，俾学者披图知穴，按经用针，胸次了然，手下有准。敢曰目无余子，抑惟倡明绝学焉耳。

民国十二年夏月长沙谭志光窖田甫自序于湖南针灸讲习所

针灸问答自序二

古之所谓三不朽者，太上立德，其次立功，其次立言。余赋性愚鲁，行愧闵颜，遑云立德。手无斧柯，一筹莫展，遑云立功。至于立言，何敢让耶？然经史子集，列名《四库全书》者，充栋汗牛，无庸赘述。余夙尚方技，爰将医学心得成书数种，勉尽小道济人之义，俾儿辈昼夜诵习，储为应世资。客见之曰：先生是以医道立言鸣世者也。医为仁术，即立德也。良医良相同称，即立功也。岂不与奇行耀人、殊勋盖世者，同一不朽乎！惟《针灸问答》之作，所为医医寿世者，固已法周义尽矣。独惜版图有限，采购维艰，人皆以未得先睹为憾，何不牺牲版权，付诸坊肆，任其流通中外，以公同好，其功果较为圆满乎？余曰：君言是矣，然余犹有说焉。张仲景，医圣也，历代名医，孰登南阳之堂庑？孰作长沙之衙官？孰为师门之走卒？故语云：三代以下尟①完人，仲景而后少完医。以此论之，凡肱不经三折，口不饮上池，而亦高谈医理，妄著医书，此欺世盗名之尤，余不取也。余忝为仲师走卒，将命以应答宾客。《针灸问答》一书，即传达之日记册，留备他日省览，迺②弟子职也，君毋误认为主人翁也。易曰：作者之谓圣，述者之谓明。余之明未充，述且不敢当，作云乎哉？

---

① 尟：同鲜。
② 迺：同乃。

客曰：先生有倡明绝学，普济众生之苦志，务望采纳刍语，俾广流传，负立言教人之任，则斯世斯民之幸也。余应之曰：唯唯。客既退，遂扶病而续序之。

民国十七年夏月长沙谭志光续序于湖南针灸讲习所

针灸问答赠跋

　　余初不识谭先生为何如人也，一见于长沙之湘报馆，再见于湘省之南学会，维时往来酬酢者，若康南海，若梁新会，若谭浏阳诸君子。佥谓容园谭志光先生者，乃长邑名儒，精研医学者也，余方以不谈医道而忽略之。迨迟之又久，至民国五年，复相会于船山学社，时则有若廖君笏唐、任君寿国、彭君少湘、林君特生诸善士，坐起而喧哗曰：谭容园先生者，素以针灸之学启振医林、拯救人命者也？余始惊其专心慈善而叹服之。今观所著《针灸问答》，根据轩岐，探源华扁，鸿篇巨制，继往开来。殊令人为谭先生惜，又转为谭先生幸也。惜者何？惜此书之不逢盛世，不得宣传国史，荣膺褒奖也。幸者何？幸此书之倡明绝学，犹得昭示来兹，流传中外也。余虽不精是科，亦乐得缀数言以书其后。

　　　　　　时在民国十六年夏月秉三弟熊希龄谨跋

针灸问答凡例

一、是书名《针灸问答》，意欲学者便于记悟，于读书时自问自答，不独事以考证而益明理，以参观而愈显，且如与人高谈雄辩，亦学应对之一法也。

二、是书凡人身十二经穴、十五络穴、奇经八脉、经外奇穴，无不奋载关于行针用灸，逐穴详明，如言几分几壮，即针灸可以互用，如言分不言壮，即知此穴禁灸；言壮不言分，即知此穴禁针，如不言分壮，即知针灸并禁。

三、是书凡考问某经之穴，必载某经之图，使图说昭然，庶临症取穴，无毫厘千里之失。

四、是书辑自各种针经及新译诸书，间有搜集先人遗稿与时贤讨论者，皆容园三十年经验，确有证据，为他书所未详者。除篇末所录歌赋注明编辑外，其余或撰成歌诀，或纂辑古文，概归撰著。因取材既广，不复注明出于何人何书，非掠美也，只图搜罗宏富，便于学子诵习耳。

五、是书所列穴道，虽根据灵素内经，然内经中亦有未及精详，以致各针经相沿传讹者（如手阳明大肠经商阳一穴，各针经多从食指内侧，此乃相沿传讹也。盖阳经起于外，阴经根于内，如太阴少商、厥阴中冲、少阴少冲，此三阴经穴皆出手指内侧者；少阳关冲、太阳少泽，此系阳经，皆起手指外侧者，何独阳明不然耶），拙著则详加改正，以期理由充足，非敢擅易古经也，实因不敢苟同，以误后学。古人有灵，当引余为知己，余亦愿作古圣功臣焉耳。

六、是书对于针灸之预备，取寸之部位，寻穴之上下，手法之浅深，补泻之同异，各家之成规，医案之效验，无不缕析条分，了如指掌，诚寿世之慈航，医家之宝筏也，识者鉴之。

目 录

针
灸
问
答

针灸问答 卷上

长沙 谭志光容园甫 著

男 敦文子彬甫
受业 吉亮勋汉轩甫 参订

男 敦 华国 孝
受业 成阜吾 缮校

第一章 十二经名歌注

问：何谓十二经？

答：太阳小肠足膀胱，阳明大肠足胃乡，少阳三焦足胆配，太阴手肺足脾当，少阴手心足为肾，厥阴包络足肝方。

注：手太阳即小肠经，手少阳即三焦经，手阳明即大肠经也，足太阳即膀胱经，足少阳即胆经，足阳明即胃经也，手太阴即肺经，手少阴即心经，手厥阴即心包络也，足大阴即脾经，足少阴即肾经，足厥阴即肝经也。

第二章 十二经循行部位歌注

问：手足三阴三阳经循行部位呢？

答：手之三阴胸内手，手之三阳手外头，足之三阳头外足，足之三阴足内求。

注①：手之三阴胸内手者，谓手太阴肺经，从胸乳上中府穴，循行臑内，下行手臂内之上行，至手大指内侧之端少商穴也。手厥阴心包络经，从腋下乳外天池穴，循行臑内，下行肘臂内之中行，至手中指内侧之端中冲穴也。手少阴心经，从腋下筋间极泉穴循行臑外，下行手臂内之下行，至手小指内侧之端少冲穴也。手之三阳手外头者，谓手阳明大肠经，从手食指外侧之端商阳穴，上行手臂外之上行，至头鼻孔两旁迎香穴也。手少阳三焦经，从手无②名指外侧之端关冲穴，上行手臂外之中行，至头耳前动脉耳门穴也。手太阳小肠经，从手小指外侧之端少泽穴，上行手臂外之下行，至头耳中珠子听宫穴也。足之三阳头外足者，谓足阳明胃经，从头维穴起，循颈至乳，下行腹外股膝跗之前行，至足二指外侧之端厉兑穴也。足少阳胆经，从头目外眦瞳髎穴，循行绕耳颅颠，下行胁胯膝跗之中行，至足四指外侧之端窍阴穴也。足太阳膀胱经，从头目内眦睛明穴，循行额颠项背外行、臀腘腨踝之后行，至足小指外侧之端至阴穴也。足之三阴足内求者，谓足厥阴肝经，从足大指三毛际横纹内侧大敦穴，循行前行，上行内踝腨膝之中行，内行阴器腹胁之外行，至乳下期门穴也，足太阴脾经，从足大指内侧之端隐白穴，循行内踝膝里之中行，上行股内之上行，循腹上胸，至季肋大包穴也。足少阴肾经，从足心涌泉穴，循行内踝足跟内之后行，上腹至胸俞府穴也。

---

① 注：原文为小字，前后皆为大字，今为查阅方便，另起一段，下同。

② 无：原脱，据文意补。

问：头前正面呢？

答：头督唇任五中行，眦内足太颧手阳，眦外足少绕耳手，鼻旁手明唇足方。

注：头之正面分五行，其中行上唇以上属督脉，下唇以下属任脉。其第二行目内眦旁上，属足太阳膀胱经，睛明穴，鼻旁下，属手阳明大肠经，迎香穴。其第三行自头维穴至唇旁地仓穴，属足阳明胃经。其第四行面颧骨外旁，颧髎穴，属手太阳小肠经，头侧上属足少阳胆经，瞳髎等穴。其第五行绕耳前后，属手少阳三焦经，角孙等穴也。

问：头后项颈呢？

答：头后五行督中行，惟二足太余少阳，颈前任中二足明，三手四行手太阳，五手少阳六是足，七足太阳督中行。

注：头后分五行，其中行属督脉，惟两旁第二行属足太阳膀胱经，其余第三行承灵等穴，四行完骨等穴，五行天冲等穴，皆属足少阳胆经。前后项颈分七行。颈前中行属任脉，二行属足阳明胃经，人迎、水突等穴，三行属手阳明大肠经，扶突、天鼎穴，四行属手太阳小肠经，天窗、天容穴，五行属手少阳三焦经，天牖穴，六行属足少阳胆经，风池穴，七行属足太阳膀胱经天柱穴，项后中行属督脉经也。

问：胸腹脊背呢？

答：胸腹二行足少阴，三足阳明四太阴，五足厥阴六是胆，脊背二三膀胱经。

注：胸腹之中行属任脉，其两旁第二行属足少阴肾经，俞府等穴。其第三行属足阳明胃经，气户等穴。其第四行属足太阴脾经，周荣等穴；乳下肋上第五行属足厥阴肝经，

期门等穴；胁后第六行属足少阳胆经，渊腋、辄筋、京门、带脉等穴；脊外两旁二行、三行，俱属足太阳膀胱经，大杼、附分等穴；脊之中行属督脉经也。

第三章　手太阴肺经穴歌注

问：肺经左右共二十二穴，系何名？在何处？主治何病？

答：太阴肺兮出中府，云门之下寸六许，针灸五壮和三分，主治胸腹肿胀满。

注：中府穴，在云门穴下一寸六分，乳上三肋间动脉应手陷中，去胸中行各六寸，乃肺之募穴。按：募，犹结募也，言经气聚结于此。针三分，灸五壮。主治腹胀、肢肿，气喘，胸满等症。

问：云门穴呢？

答：云门气户旁二寸，巨骨之下举臂取，灸可五壮针禁深，主治咳喘瘿气满。

注：云门穴，在巨骨穴下，侠气户旁二寸，气户在俞府旁二寸，俞府在璇玑旁二寸，去胸中行各六寸，举臂取之。针二分，灸五壮。主治伤寒，四肢热不已，咳逆，喘不得息，胸胁短气，气上冲心，胸满胁彻背痛，瘿气等症。

问：天府穴呢？

答：天府腋下三寸求，肘腕五寸上侧取，四分禁灸何病治，暴痹衄血中风侣。

注：天府穴，在腋下三寸，臂内上侧，去肘腕上五寸动脉中，用鼻尖点墨到处是穴。四分，禁灸。主治暴痹，口鼻衄血，中风邪，飞户恶症，寒热疟，目眩晕，瘿气

等症。

问：侠白穴呢？

答：侠白与天府为邻，肘端五寸动脉中，五壮三分主何病，干呕烦闷心气疼。

注：侠白穴，在天府穴外侧去肘端五寸。三分，五壮。主治心痛气短，干呕逆烦满等症。

问：尺泽穴呢？

答：尺泽肘中约纹上，肺合水穴针五分，主治肩疼臑肘痛，肢肿脊强小儿惊。

注：尺泽穴，在肘中约纹上动脉中，屈肘横纹筋骨罅陷中，乃肺之合水穴也。五分，禁灸。主治肩背痛，汗出中风，小便数，善嚏，悲哭，寒热，风痹，臑肘挛，手臂不举，喉痹上气，咳呕唾浊，肢腹肿，心胃疼，肺膨胀，心烦闷，腰脊强痛，小儿慢惊等症。

问：孔最穴呢？

答：孔最腕上七寸举，一分五壮侧取之，主治热病汗不出，肘臂厥痛咽肿奇。

注：孔最穴，在腕上七寸，侧取。一分，五壮。主治汗不出，咳逆，肘臂厥痛，屈伸难，手不及头，指不能握，吐血失音，咽肿，头痛等症。

问：列缺穴呢？

答：列缺腕侧寸五分，又为肺络走阳明，二分七壮主何治，偏风痛痛此穴寻。

注：列缺穴，在腕侧上寸半，以两手交叉食指尽处是穴。二分，七壮。主治偏风半身不遂，口噤不开，寒热疟，咳嗽，纵唇口，痫惊妄见，面肢痈肿，胸背寒慄，尸厥等症。

问：经渠穴呢？

答：经渠寸口动脉中，肺经金穴二分针，主治胸背兼喉痹，咳逆喘促与心疼。

注：经渠穴，在寸口动脉应手陷中，肺经金穴也。二分，禁灸。主治寒热疟，胸背拘急，胸满，喉痹，喘促，心疼，呕吐等症。

问：太渊穴呢？

答：太渊掌后横纹头，肺俞①土穴脉病求，三壮二分主何治，胸痹气逆眼目瘰。

注：太渊穴，在掌后内侧横纹头动脉中，肺俞土穴也。肺虚补之。难经云：脉会太渊。乃八会之一，脉病治此。二分，三壮。主治胸痹气逆，哕呕饮水咳嗽，烦闷不得眠，肺胀膨，臂内廉痛，目生白翳，眼赤痛，缺盆引臂痛，寒喘脉涩等症。

问：鱼际穴呢？

答：鱼际大指本节后，亦云荥火散脉里，二分禁灸何病治，肺胃气膨当取此。

注：鱼际穴，在大指本节后内侧，白肉际陷中，又云散脉里，肺之荥火穴也。二分，禁灸。主治酒病恶风寒，虚热舌上黄，身热头痛，汗不出，腹痛食不下，肘挛肢满，喉中干燥，寒慄鼓颔，咳引尻痛溺出，呕血，心痹，乳痈等症。

问：少商穴呢？

答：少商大指看内侧，去爪韭叶寻甲角，肺井木穴针三分，三棱出血泻脏热。

---

① 俞：现在五输穴多用输，遵原貌，未改，下同。

注：少商穴，在两手大指内侧，去爪甲角如韭叶，乃肺之井木穴也。三分，禁灸。主治颔肿喉痹，烦心善哕，疟疾振寒，鼓颔喉肿等症。按唐刺史成君绰，忽颔肿大如升，喉中闭塞，水粒不下者三日，甄权以棱针刺之，微出血立愈。

第四章　肺经解说

问：肺经解说？

答：旧说云：肺八叶，非也。西医云：五叶，右三左二，披离下垂，后附脊骨，前连胸膛，肺中有管窍，通于膈膜而下达气海，肺质轻松，外有膜沫，濡润以助呼吸。西医云：肺覆而盂，前两叶包心，在后有峡及肺根。此根即气管、肺脉、连纲等包裹肺衣而成。每叶外有衣，薄而通明，包肺四面。肺有缩力，每叶藏气管，气管之末为气泡，肺脉至气泡而散，功用主呼吸也。此说于肺衣气泡，颇为详明。宋元后，不知肺之功用全在衣与泡也。

按：人身血肉，块然阴之质也，有是质，即有宰是质者，秉阴精之至灵，此之谓魄。肝主血，本阴也，而藏阳魂，肺主气，本阳也，而藏阴魄。阴生于阳也，实指其物，即肺中清华润泽之气，西医所谓肺中亦有膜沫是也。惟其有此沫，则散为膏液，降为精血，阴质由是而成矣。魂主动，魄主静，百合病，恍惚不宁，魄受扰也。魇魔中恶，魄气被掩也，人死为鬼，魄气所变也。凡魂魄皆无形有气，变化莫测，西医剖割不见，遂置弗论，夫谈医而不及魂魄，安知生死之说哉。

又肺为乾金，体高而大，如天之无不覆，气达于外，以卫周身，如天之无不包，故合于皮毛。凡是外感，无不治肺也。西法用数百倍显微镜，照见毛形如树，其下有坑，坑内有许多虫，或进或出，其实皆气之出入也。盖肺主气，肺中尽是气孔。鼻者，直出之孔。毛者，横出之孔。鼻气大，故人皆知之，毛孔之气小，故人不知。实则鼻气一出，则毛孔之气俱出。鼻气一入，则毛孔之气俱入。西国人不知皮毛与肺相连，皆是从毛窍相通也。在天为燥，在地为金，在体为皮毛，在色为白，在音为商，在声为哭，在变动为咳，在窍为鼻，在味为辛，在志为忧，在液为涕，其荣为毛，其臭为腥，其数九，其谷为稻，其畜狗，其虫甲，其果梨，其菜韭。

第五章　手阳明大肠经穴歌注

问：大肠经左右共四十穴，系何名？在何处？主治何病？

答：手阳明兮属大肠，食指外侧号商阳，又为大肠金井穴，一分三壮爪角间。

注：商阳穴，一名绝阳，在手大指次指外侧，去爪甲角如韭叶，大肠井金穴也。一分，三壮。主治胸中气满，喘咳，肢肿，热病，耳聋，寒热痎疟，口干颐颔肿，齿痛，恶寒，肩臂紧急引缺盆痛，目青盲，灸三壮，左取右，右取左，如食顷立愈。

问：二间穴呢

答：本节前取二间定，一名间谷穴水荥，三壮三分实则泻，主治喉痹颔肿侵。

注：二间穴，一名间谷，在手食指本节前，外侧陷中，

大肠荥水穴。三壮，三分。主治喉痹颔肿，肩背痛，振寒，鼻衄衄，齿痛目黄，口干，口㖞，急食不通，伤寒水结等症。

问：三间穴呢？

答：三间食指节后寻，又为少谷俞木名，三壮三分看主治，咽梗喉痹牙眼疼。

注：三间穴，一名少谷，在食指本节后外侧陷中，大肠俞木穴也。三壮，三分。主治喉痹咽梗，下齿龋痛，胸腹满，肠鸣洞泄，寒热疟，唇焦口干，气喘，目眦急痛，吐舌戾颈，善惊，多唾，急食不通，伤寒气热等症。

问：合谷穴呢？

答：岐骨陷中寻合谷，又为原穴分壮三，主治头面诸般症，妊娠之妇补堕胎。

注：合谷穴，一名虎口，在手大指次指岐骨间陷中，大肠原穴也。三分，三壮。主治伤寒大渴，脉浮在表，发热恶寒，头痛脊强，无汗，寒热疟，鼻衄不止，目生白翳，头痛，下齿龋，耳聋，喉痹，面肿，唇吻不收，口噤不开，风疹，痂疥，偏正头痛，腰脊引痛，小儿乳蛾，惟妊娠妇禁针。

按：宋太子出苑，逢妊妇，诊之曰：女胎。徐文伯曰：系一男一女，太子性急，欲剖而视之，文伯止之，为泻三阴交、补合谷，胎应针而下，果如文伯之言。后世遂以三阴交、合谷为妊妇禁。

问：阳溪穴呢？

答：阳溪腕中上侧详，穴名经火针灸三，主治狂言如见鬼，头目喉耳肘臂殃。

注：阳溪穴，一名中魁，在腕中上侧两筋间陷中，大

肠经火穴也。三壮，二分。主治狂言喜笑，见鬼，热病心烦，目风赤烂有翳，厥逆头痛，胸满不得息，寒热疟疾，寒嗽呕沫，喉痹，耳鸣，耳聋，惊掣肘臂不举，痂疥等症。

问：偏历穴呢？

答：腕后三寸是偏历，又为别络走太阴，三壮三分主何病，肩肘腕痛头病侵。

注：偏历穴，在阳溪后腕外侧，去腕三寸，大肠络脉别走太阴。三壮，三分。主治肩膊手腕酸痛，䁱目䀮䀮，齿痛，鼻衄，寒热疟，癫疾，咽干，喉痹，耳鸣，汗不出，小便数。实则齿龋，耳聋，泻之，虚则齿寒，鬲痹①，补之。

问：温溜穴呢？

答：温溜穴居五五分，又有逆注池头称，三壮三分主何治，肠膈喉舌肢肿疼。

注：温溜穴，兼名逆注、池头，乃一穴三名，其穴在偏历后，去腕五寸半。三壮，三分。主治肠鸣腹痛，伤寒，哕逆，寒热头痛，喜笑，狂言见鬼，吐涎沫，四肢肿，口痛，喉痹等症。

问：下廉穴呢？

答：下廉上廉下一寸，三壮三分主治看，殑泄痨瘵小腹胀，热风冷痹面无颜。

注：下廉穴，在肘辅骨下，去上廉一寸，曲池下四寸，辅锐肉分外斜。三分，三壮。主治殑泄，痨瘵，小腹满，小便黄，便血，狂言，热风冷痹，小肠气短，面无颜色，

---

① 鬲痹：考《明代订正针灸大成》为痹鬲，遵原文未做改动，读者明鉴。

疟癖，腹若刀刺，腹胁痛满，狂走，侠脐痛，食不化，喘息难行，唇干涎出，乳痈等症。

问：上廉穴呢？

答：上廉三里下一寸，阳明之会穴外斜，三壮五分主何治，半身不遂手足麻。

注：上廉穴，在三里穴下一寸，曲池下三寸，阳明之会外斜。五分，三壮。主治小便难黄赤，肠鸣，胸痛，偏风，半身不遂，骨髓冷，手足不仁，喘息，脑风，头痛等症。

问：手三里呢？

答：池下二寸寻三里，按之肉起锐肉端，一壮三分主何治，霍乱齿颊手足殃。

注：手三里，在曲池穴下二寸，按之肉起锐肉之端。三分，一壮。主治霍乱遗矢，失音，齿痛，颊颌肿，瘰疬，手臂不仁，肘挛不伸，中风口㖞，手足不遂等症。

问：曲池穴呢？

答：屈肘曲中曲池穴，以手拱胸取之得，七分三壮补泻明，主治肘疼偏风捷。

注：曲池穴，在肘外辅骨，屈肘横纹头，以手拱胸得之，大肠合土穴也。七分，三壮。主治绕踝风，手臂红肿，肘中痛，偏风半身不遂，风瘾疹，喉痹难言，胸中烦满，臂膊疼痛，筋缓捉物不得，挽弓不开，风痹，肘细无力，伤寒余热不尽，皮肤干燥，瘛疭，癫疾，举体痛痒如虫，啮皮脱作疮痂疥，妇人经脉不通等症。

问：肘髎穴呢？

答：肘髎大骨外廉陷，三壮三分仔细寻，主治风痨肘节痹，臂痛挛急难屈伸。

注：肘髎穴，在肘大骨外廉陷中。三分，三壮。主治风劳嗜卧，肘节风痹，臂痛不举，屈伸挛急，麻木不仁等症。

问：手五里呢？

答：五里肘上三寸容，行向里边大脉中，十壮禁针主何病，风劳臂痛瘰疬丛。

注：五里穴，在肘上三寸，行向里大脉中央。十壮，禁针。主治风劳惊恐，吐血，咳嗽，肘臂痛，四肢不仁，心下胀满，上气身黄，时有微热，瘰疬目眗，痎疟等症。

问：臂臑穴呢？

答：臂臑髃下一寸取，两筋两骨罅陷中，手之太阳阳明会，三壮三分主臂疼。

注：臂臑穴，在肩髃下一寸，两筋两骨罅陷中，举臂取之，手之太阳、阳明之会。三壮，三分。主治寒热，臂痛不得举，瘰疬，颈项拘急等症。

问：肩髃穴呢？

答：肩髃肩端两骨隙，举臂有空取之的，阳明阳蹻会于斯，七壮六分风痹失。

注：肩髃穴，一名中肩井，一名偏肩，在膊骨头肩端上，两骨罅间陷中、宛宛中，举臂取之有空，手阳明、阳蹻之会。七壮，六分。主治中风手足不遂，偏风，风瘫，风痿，半身不遂，肩中热，头不可回顾，肩臂疼痛，臂无力，手不能及头，挛急，风热瘾疹，颜色枯焦，风劳泄精，伤寒热不已，四肢热，诸瘿气等症。按唐鲁州刺史库狄嵚，风痹不能挽弓，甄权针肩髃，针进可射。

问：巨骨穴呢？

答：巨骨肩端叉骨罅，阳明阳蹻交会场，五壮半寸泻无补，主治惊痫肩臂殃。

注：巨骨穴，在肩尖端上行，两叉骨罅间陷中，手阳明、阳跻之会。五壮，半寸。主治惊痫，吐血，臂膊痛，胸有瘀血，肩臂不得屈伸等症。

问：天鼎穴呢？

答：天鼎缺盆之上藏，直扶突下寸四量，三壮禁针主何治，暴喑喉痹饮食难。

注：天鼎穴，在颈缺盆上，直扶突下，一寸四分。三壮，禁针。主治暴喑气梗，喉痹嗌肿不得息，饮食不下，喉中鸣等症。

问：扶突穴呢？

答：扶突曲颊下一寸，人迎之后用意寻，三壮三分主何治，咳嗽气喘水鸡声。

注：扶突穴，在颈当曲颊下一寸，人迎后大筋宛宛中，仰取。三壮，三分。主治咳嗽，多唾，喉中如水鸡声，暴喑气喘等症。

问：禾髎穴呢？

答：禾髎水沟旁五分，三分禁灸主治明，尸厥口噤鼻瘜肉，不闻香臭衄衄生。

注：禾髎穴，在鼻孔下，侠水沟傍各五分。三分，禁灸。主治尸厥，口不开，鼻疮瘜肉，不闻香臭，衄衄不止等症。

问：迎香穴呢？

答：鼻孔两旁各五分，左右二穴迎香名，三分禁灸主何治，衄衄鼻塞口㖞疼。

注：迎香穴，在鼻孔两旁各五分。三分，禁灸。主治鼻塞不闻香臭，偏风口㖞，面痒浮肿，风动状如虫行，唇

肿，喘息不利，鼻鸣多涕，衄血，生疮等症。

第六章　大肠经解说

问：大肠经解说？

答：肺为辛金，大肠为庚金，肺藏魄，而大肠肛门即为魄门。肺与大肠交通之路，全在肺系膜油之中，由膜油以下达大肠，而大肠全体皆是油膜包裹。虽大肠与肺，一上一下，极其悬远，而其气从膜油中自相贯注，故传导之府，又为传导肺气，使不逆也。凡大肠之病，多从肺来。故大肠燥结须润肺，大肠痢症，发于秋金，亦是肺遗热于大肠。而大肠病亦能上逆而返遗于肺。故伤寒论云：下痢便脓血者，喉不痹，不便脓血者，喉痹，宜泻大肠，此之谓也。宋元后，图大肠者，折迭一团，不能分出上中下三回，惟西医言：大肠头，接小肠下阑门，由右腹出而上行为上回，横绕至胃下，过左畔为中回，由左腹而下行为下回，至胯乃转为直肠。凡泻痢腹鸣，可试其回转之路。仲景云：腹中转气者，尚有燥屎。仲景下一转字，已绘出大肠之形。而宋元后医不之察，反不如西医之踏实。小肠上与胃接为幽门，全体皆与油膜相连，甜肉汁胆汁，皆从油膜中入小肠也。

第七章　足阳明胃经穴歌注

问：胃经左右共九十穴，系何名？在何处？主治何病？

答：头维本神寸五寻，庭旁四寸五分论，阳明少阳足经会，三分禁灸主头疼。

注：头维穴，在本神旁寸半，去神庭四寸五分，足阳明、少阳之会。三分，禁灸。主治头痛如破，目痛如脱，目风泪出，视物不明等症。

问：下关穴呢？

答：下关耳前动脉处，阳明少阳足经会，三分三壮主何灾，聤耳偏风口喎治。

注：下关穴，在耳前动脉下廉，合口有空，开口则闭，侧卧闭口取之，足阳明、少阳之会。三分，三壮。主治聤耳有脓汁出，偏风，口喎，牙车脱，牙龈肿，以三棱针出血立愈。

问：颊车穴呢？

答：颊车耳下八分针，机关曲牙两别名，四分三壮炷如麦，主治口眼颔颊疼。

注：颊车穴，在耳下八分，曲颊端近前陷中，侧卧闭口取之。四分，三壮。主治中风牙关不开，口噤不语，失音，牙车疼，颔颊肿，牙难嚼物，颈强不得回顾，口眼喎斜等症。

问：承泣穴呢？

答：承泣目下七分治，阳明阳蹻任脉会，三壮禁针眼病探，瞳痒目瞤兼冷泪。

注：承泣穴，在目下七分，直瞳子陷中，足阳明、阳蹻、任脉之会。三壮，禁针。主治目冷泪出，上视，瞳子痒，远视䀪䀪，目瞤动，口眼喎斜不能言，眼赤痛，耳鸣，耳聋等症。

问：四白穴呢？

答：四白一寸不可深，直对瞳子目下寻，三分三壮主何治，口眼喎斜头部行。

注：四白穴，在目下一寸，直对瞳子，令病人正视取之。三分，三壮。主治头痛，目眩，目痛，目痒生翳，口眼㖞僻，不能言。

又按：以上二穴总以不针灸为妥。

问：巨髎穴呢？

答：巨髎孔旁八分定，手足阳明阳跷会，三分三壮何病殃，唇颊㖞僻面口累。

注：巨髎穴，侠鼻孔两旁八分，直瞳子下平水沟，手足阳明、阳跷脉之会。三分，三壮。主治瘈疭，唇颊肿痛，口㖞僻，目障，翳覆瞳子，面风鼻肿，脚气等症。

问：地仓穴呢？

答：地仓侠吻四分临，阳明阳跷手足行，七壮三分得气泻，主治偏风与失音。

注：地仓穴，侠口吻旁四分，外延下有动脉，手足阳明、阳跷脉之会。三分，七壮。主治偏风口㖞，目不得闭，脚肿，失音不语，饮水不收，水浆漏落，眼润不止，瞳子痒。病右治左，病左治右，宜频针灸，以取尽风气，口眼正为度。

问：大迎穴呢？

答：大迎颊前寸三分，动脉应手骨陷中，三壮三分何病治，唇吻牙颊面目寻。

注：大迎穴，在曲颊前一寸三分，骨陷中，有动脉。三分，三壮。主治风痉，口噤不开，唇吻润动，颊肿牙疼，寒热头痛，瘰疬，口㖞，齿龋，数欠气，舌强不能言，风壅面肿，目痛不得闭等症。

问：人迎穴呢？

答：人迎别名为五会，结喉两旁寸五分，四分禁灸主何病，霍乱喉肿瘰疬寻。

注：人迎穴，在颈大脉应手处，侠结喉两旁一寸五分。

四分，禁灸。主治吐逆，霍乱，胸中满，喘呼不得息，咽喉痛肿，瘰疬等症。

问：**水突穴呢？**

答：水突在颈大筋下，直居气上下于人，三壮三分主何病，咳逆上气咽喉痈。

注：水突穴，一名水门，在颈大筋前，直人迎下，气舍上。三分，三壮。主治咳逆上气，咽喉痈肿，呼吸短气，喘不得卧等症。

问：**气舍穴呢？**

答：气舍迎下侠天突，三壮三分何病属，咳逆上气颈项强，喉痹哽噎气喘促。

注：气舍穴，在颈直人迎下，侠天突陷中。三壮，三分。主治咳逆上气，颈项不得回顾，喉痹哽噎，嗌肿不消，瘿瘤等症。

问：**缺盆穴呢？**

答：缺盆横骨陷中亲，此穴用针不可深，主治息奔胸满喘，水肿喉痹瘰疬寻。

注：缺盆穴，在颈横骨陷中，去中行四寸。针不可深。主治息奔胸满，喘急水肿，瘰疬喉痹，汗出寒热，缺盆中肿，外溃，胸中热满，伤寒胸热不已等症。

问：**气户穴呢？**

答：气户俞府旁二寸，至乳六寸四分程，三壮三分主何病，咳逆胸胁支满寻。

注：气户穴，在俞府穴两旁各二寸，去胸中行各四寸，三壮，三分。主治咳逆上气，胸背痛，口不知味，胸胁支满等症。

问：**库房穴**呢？

答：库房气户下寸六，五壮三分主何灾，咳逆上气胸胁满，吐唾脓血浊沫贱。

注：库房穴，在气户下一寸六分陷中，去胸中行各四寸。五壮，三分。主治胸胁满胀，咳逆上气，唾脓血浊沫等症。

问：**屋翳穴**呢？

答：屋翳库房下寸六，四分五壮何病施，主治咳逆唾浊沫，脓血痰饮肿痛医。

注：屋翳穴，在库房下一寸六分，去胸中行各四寸。四分，五壮。主治咳逆上气，唾脓血浊沫，身体肿，皮肤痛不可近衣，瘈疭不仁等症。

问：**膺窗穴**呢？

答：膺窗屋翳下寸六，四分五壮气短促，唇肿肠鸣注泄频，乳痈寒热卧不得。

注：膺窗穴，在屋翳下一寸六分陷中，去胸中行各四寸。四分，五壮。主治胸满短气，唇肿肠鸣，注泄乳痈，寒热卧不安等症。

问：**乳中穴**呢？

答：两乳中心名乳中，去胸四寸五分得，只宜揉散禁灸针，主治吹乳与结核。

注：乳中穴，在两乳头。禁针灸，宜揉散。主治吹乳、结核等症。

问：**乳根穴**呢？

答：乳根穴在乳之下，一寸六分仰面寻，五壮三分主何病，胸膈满闷并转筋。

注：乳根穴，在乳中之下，一寸六分陷中，去胸中行

各四寸半。五壮，三分。主治胸膈满闷，食噎，乳痛，乳痈，霍乱转筋，四肢厥等症。

问：不容穴呢？

答：不容幽门旁寸半，去胸中行各三寸，三分三壮何病医，腹满痃癖疝瘕症。

注：不容穴，在幽门旁一寸五分，去胸中行各三寸。三壮，三分。主治腹满痃癖，吐血，肩胁痛，口干，心痛，胸背相引痛，喘咳，不嗜食，腹虚鸣，呕吐，疝瘕等症。

问：承满穴呢？

答：承满不容下一寸，三壮三分肠胃门，上气喘逆食不下，唾血浊沫腹胀论。

注：承满穴，在不容下一寸。三壮，三分。主治肠鸣腹胀，咳逆，饮食不下，唾血浊沫等症。

问：梁门穴呢？

答：梁门承满下一寸，五壮三分主何病，胁下积气食不思，大肠滑泄完谷症。

注：梁门穴，在承满下一寸，五壮，三分。主治积气，不思饮食，大肠滑泄，完谷不化等症。

问：关门穴呢？

答：关门梁门下一寸，五壮三分何病医，主治积病肠鸣痛，泄痢不食寒溺遗。

注：关门穴，在梁门下一寸，去胸中行各三寸。五壮，三分。主治善满积气，肠鸣卒痛，泄利不欲食，腹中气走，侠脐急痛，身肿痰疟，振寒，遗溺等症。

问：太乙穴呢？

答：太乙关门下一寸，去胸中行三寸施，五壮八分治癫疾，狂走心烦吐舌医。

注：太乙穴，在关门下一寸，去胸中行三寸。五壮，八分。主治癫疾狂走，心烦吐舌等症。

问：滑肉门呢？

答：滑肉太乙下一寸，五壮五分医何病，主治咳逆和癫狂，吐舌舌强诸般症。

注：滑肉门，在太乙下一寸，去胸中行各三寸。五壮，五分。主治癫狂，吐舌，呕逆等症。

问：天枢穴呢？

答：天枢二寸侠脐旁，穴去肓俞一寸当，百壮五分看主治，奔豚泄泻痛鸣肠。

注：天枢穴，侠脐中两旁各开二寸，百壮，五分。主治奔豚泄泻，胀疝，赤白痢，水痢不止，食不下，水肿，胀腹，肠鸣，上气，久积冷气，绕脐切痛，烦满呕吐，霍乱，疟疾，寒热，狂言，伤寒，饮水过多，腹胀气喘，妇女癥瘕，血结成块，漏下赤白，月事不时等症。

问：外陵穴呢？

答：外陵枢下一寸取，去腹中行二寸里，三分五壮针灸施，主治心疼脐腹疾。

注：外陵穴，在天枢下一寸，去腹中行二寸。五壮，三分。主治腹痛，心悬，下引脐痛等症。

问：大巨①穴呢？

答：大巨外陵下一寸，三分五壮针灸宜，主治腹胀小便涩，癀疝偏坠惊悸施。

注：大巨穴，在天枢下二寸。五壮，三分。主治小腹胀满，烦渴，小便难，癀疝偏堕，四肢不收，惊悸不眠

———————

　　① 大巨：原为"太巨"，下径改。

等症。

问：水道穴呢？

答：水道天枢下五寸，五壮三分主治宜，腰背强急小腹胀，二便不利效甚奇。

注：水道穴，在天枢下五寸，大巨下三寸。五壮，三分。主治腰背强急，膀胱有寒，三焦结热，妇人小腹胀满，痛引阴中，胞中瘕，子门寒，二便不通等症。

问：归来穴呢？

答：归来枢下七寸当，去水（道）二寸并（去）中行（二寸），主治奔豚缩阴症，五分五壮七疝探。

注：归来穴，在天枢下七寸，水道下二寸，去中行各二寸。五壮，五分。主治小腹奔豚，阴缩入腹，引茎中痛，七疝，妇人血脏积冷等症。

问：气冲穴呢？

答：气冲来下外一寸，急脉气冲内五分，七壮禁针冲脉起，主治癀疝腰腹膨。

注：气冲穴，在归来下一寸，向外一寸，去中行各三寸，动脉应手宛宛中，冲脉所起。七壮，炷如大麦，禁针。主治腹满不得卧，癫疝腹热，身热腹痛，阴痿茎痛，两丸牵痛，小腹奔豚，逆气上攻，心腹胀痛，上抢心痛，不得息，腰痛不得俯仰等症。

按：急脉乃肝经之奇零穴也，因肝脉连阴器，故此穴载于归来之下，气冲之间。张介宾《类经》亦取此义。

问：髀关穴呢？

答：髀关伏兔后交中，六分禁灸施治同，腰痛足麻筋络急，牵腹喉痹痿不仁。

注：髀关穴，在伏兔后交纹中。六分，禁灸。主治腰

痛，足麻木，膝寒不仁，痿痹，股内筋络急，不能屈伸，小腹引喉痹等症。

问：伏兔穴呢？

答：伏兔市上三寸取，膝上六寸针用三，主治膝冷肢挛急，瘾疹腹胀头脚良。

注：伏兔穴，在膝上六寸，起肉处，正跪坐取之，其肉起如兔之状，因以此名。三分，禁灸。主治膝冷不得温，风劳痹逆，狂邪手挛，身瘾疹，腹胀，脚气，妇人带下等症。

问：阴市穴呢？

答：阴市膝上三寸许，兔下陷中拜取之，禁灸三分主何病，腰脚冷痹寒疝宜。

注：阴市穴，在膝上三寸，伏兔下陷中，拜而取之。三分，禁灸。主治腰脚冷如冰，膝寒痿痹不仁，卒寒疝，小腹胀痛，脚以上至伏兔寒等症。

问：梁丘穴呢？

答：梁丘膝上二寸量，三壮三分主治看，膝脚腰疼兼冷痹，乳肿足痛屈伸难。

注：梁丘穴，在膝上二寸，两筋间。三壮，三分。主治膝脚腰痛，冷痹不仁，足寒，乳肿等症。

问：犊鼻穴呢？

答：犊鼻膝膑骨下寻，骨解大筋陷中针，三壮三分主何病，膝疼难起刺灸行。

注：犊鼻穴，在膝膑下胻骨上，骨解大筋陷中。三壮，三分。主治膝中痛，难跪起等症。

按：膝膑肿溃不可治。若犊鼻坚硬，勿便攻，先熨，微刺可也。

问：三里穴呢？

答：三里膝眼下三寸，胻骨外廉大筋内，极重按之跗脉停，三壮一寸合土胃。

注：三里穴，在膝眼下三寸，胻骨外廉大筋内宛宛中，两筋分肉间，举足取之。极重按之，则足跗上动脉止矣。胃合土穴也。三壮，一寸。主治胃中寒，心腹胀满，肠鸣，脏气虚惫，真气不足，腹痛食不下，大便不通，心闷不已，卒心痛，腹有逆气上攻，腰痛不得俯仰，小肠气，水气蛊毒，鬼击痃癖，四肢满，膝胻酸痛，目不明，产妇血晕。奉承祖云：诸病皆治。华陀云：主五劳羸瘦，七伤虚乏，胸中瘀血，乳痈。千金翼云：主伤寒热不已，热病汗不出，喜呕，口苦，口噤，鼓颔肿痛，不得回顾，胃气不足，久泄痢，食不化，胁下肢满，不能久立，膝痿，脚气。外台秘要云：人年三十以上，若不灸三里，令人气上冲目。李东垣曰：饮食失节、劳役形质，阴火乘于坤土之中，以致谷气、荣气、清气、胃气、元气不得上升，滋于六腑之阳气，是五阳之气先绝于外，外者，天也，下流入于坤土阴火之中，皆由喜怒悲忧恐五贼所伤，而后胃气不行，继之饮食、劳役不节，则元气乃伤，当于三里穴中推而扬之，以伸元气。

问：上廉穴呢？

答：上廉里下三寸地，两筋骨罅举足取，三壮三分何病医，主治脚气腰腿疾。

注：上廉穴，一名上巨虚，又名上巨，在三里穴下三寸，两筋骨罅中，举足取之。三分，三壮，甄权以年为壮。主治脏气不足，偏风脚气，腰腿手足不仁，脚胫酸痛，屈伸难，不能久立，脚膝肿，骨髓冷痛等症。

问：条口穴呢？

答：条口上廉下一寸，禁灸三分主何治，足麻脚冷膝胫寒，腑肿转筋难举步。

注：条口穴，在上廉下一寸，举足取之。三分，禁灸。主治足麻木，风气脚不热，不能久立，膝肿胫寒，腑肿转筋，足缓不收等症。

问：下廉穴呢？

答：下廉条下一寸里，两筋骨罅蹲地取，三壮八分何病医，脚痿喉痹小肠气。

注：下廉穴，在条口下一寸，两筋骨罅中。三壮，八分。主治小肠气不足，偏风腿痿，湿痹，喉痹，唇干涎出，言语非常，妇人乳痛，足跗不收，跟痛等症。

问：丰隆穴呢？

答：丰隆下廉外一寸，上踝八寸分明记，阳明络别走太阴，主治腿腹风痰疾。

注：丰隆穴，在下廉外一寸，直上外踝八寸，足阳明络，别走太阴。三壮，三分。主治厥逆，大小便难，脚膝酸，屈伸难，胸痛如刺，腹若刀切，风痰头痛，喉痹不能言等症。

问：解溪穴呢？

答：解溪冲阳后寸半，足腕之上针三分，胃经火穴勿着艾，膝腑肿痛并转筋。

注：解溪穴，在冲阳上寸半，足腕上陷中，足大指、次指直上宛宛中，胃经火穴也。三分，禁灸。主治风面浮肿，颜黑厥气上冲，腹胀下重，瘛疭，膝股腑肿转筋，目眩，头痛，癫疾，悲泣，霍乱，头风，面目赤，眉攒疼不可忍等症。

问：冲阳穴呢？

答：冲阳陷谷上二寸，骨间动脉原穴寻，三壮炷微禁针刺，主治跗肿腹胀疼。

注：冲阳穴，在陷谷上二寸，解溪下寸半。三壮，禁针。主治偏风口眼㖞，跗肿，齿龋，腹坚大，不嗜食，登高而歌，弃衣而走，足缓不收，身前痛等症。

问：陷谷穴呢？

答：陷谷内庭后二寸，胃俞木穴针灸三，主治面与目浮肿，肠鸣腹痛此穴详。

注：陷谷穴，在足大指次指外间，本节后陷中，去内庭二寸，胃俞木穴也。三壮，三分。主治面目浮肿，肠鸣，腹痛等症。

问：内庭穴呢？

答：内庭大次指外间，胃荥水穴针灸三，主治厥逆腹胀满，口㖞齿龋痢伤寒。

注：内庭穴，在足大指次指外间陷中，胃荥水穴。三壮，三分。主治四肢厥逆，腹胀满，数欠气，恶闻人声，咽中引痛，口㖞上齿龋，疟不嗜食，皮肤痛，鼻衄不止，伤寒逆冷，赤白痢等症。

问：厉兑穴呢？

答：厉兑大次指外间，去爪韭叶井金探，一壮一分主何病，尸厥水肿狂疾参。

注：厉兑穴，在足大指次指外侧，去爪甲角如韭叶，胃井金穴也。一壮，一分。主治尸厥，口噤，气绝，状如中恶，心腹胀满，水肿，热病汗不出，寒疟不嗜食，面肿，足胻寒，喉痹，上齿龋，多惊狂，登高弃衣，黄疸，鼽衄，膝膑肿，循胸膺、乳腹、伏兔、胻外廉、足跗皆痛，消谷

善饥等症。

第八章　胃经解说

问：**胃经解说呢？**

答：脾合胃，胃者，五谷之府。脾居胃外，以膜相连。西医云：近胃处有甜肉一条，甜肉汁入胃，则饮食自化。内经云：甘生脾，是甜肉即脾也，无庸另立名目。脾主化谷，胃主纳谷。胃者，脾之府也。胃为阳土，脾为阴土。纳谷少者，胃阳虚，纳谷多而不化者，脾阴虚。如膈食病，粪如羊屎，即是脾阴虚，无濡润之气，故燥结不化。知脾阴胃阳，方能知健脾胃之法。李东垣重脾胃，而药方皆取温燥，是但知顾阳而不知顾阴也。西医言胃津化物，甜肉汁化物，胆汁化物，则但主阴汁立论，而又不明胃为阳，主纳谷之理，皆偏也。按胃之上口接食管，曰贲门，胃之下口接小肠，曰幽门，后面与肝膜相连，前面与膈膜相连，下面与脾相曲抱。脾中一物，曰甜肉，王清任谓为总提，即胰子也。胰子能去油。西医但言甜肉质化谷，而不知其化油也。脾又生脂膏，所以利水。谷在胃中，又赖脾土之湿，升布津液以濡之，然后腐变，故胃但称五谷之府，不言化五谷。以见胃主纳，脾主化，一燥一湿，互为工用也。

第九章　足太阴脾经穴歌注

问：**脾经左右共四十二穴，系何名？在何处？主治何病？**

答：拇指内侧隐白位，脾井木穴针灸三，主治胸腹喘满呕，泄衄尸厥妇孺殃。

注：隐白穴，在足大指端内侧，去爪甲角如韭叶，脾井木穴也。三壮，三分。主治腹鸣，喘满不得安卧，呕吐，食不下，胸中热，暴泄，衄血，尸厥不识人，足寒，妇人月事过时，小儿客忤，慢惊风等症。

问：太都穴呢？

答：太都节前陷中据，赤白肉际骨缝寻，三壮三分荥火穴，主治腰腿心胃疼。

注：太都穴，在足大趾本节前内侧陷中，骨缝赤白肉间，脾荥火穴也。三壮，三分。主治热病汗不出，不得卧，身重骨疼，手足逆冷，腹满善呕，烦闷目眩，腰痛，绕踝风，心胃疼，腹胀，胸满，蛔厥，小儿客忤等症。

问：太白穴呢？

答：太白核骨下陷中，俞土之穴三灸针，主治腰腹心胃痛，脐酸筋转胸满疼。

注：太白穴，在足大趾内侧，核骨下陷中，脾俞土穴。三壮，三分。主治身热烦满，腹胀食不化，泄泻，腹血，腰痛，大便难，气逆，霍乱，腹中切痛，肠鸣腹胀，脐酸转筋，身寒骨痛，心胃疼，胸满脉缓等症。

问：公孙穴呢？

答：公孙节后一寸取，足太阴络走阳明，三壮四分主何病，厥气上逆霍乱寻。

注：公孙穴，在足大指本节后一寸，足太阴络，别走阳明。三壮，四分。主治寒疟不食，痛气好太息，多寒热，汗出，病至则呕，呕已①乃衰，头面肿起，烦心狂言，胆

① 已：原为"巳"，据文意改。

虚厥气上逆。霍乱，实则肠中切痛，泻之，虚则鼓胀，补之。

问：商丘穴呢？

答：商丘内踝下微前，穴在中封照海间，经金针灸三分壮，主治脾虚妇孺痉。

注：商丘穴，在足内踝骨下，微前陷中，前有中封，后有照海，其穴居中，脾经金穴也。三壮，三分。主治腹胀，肠鸣，不便，脾虚令人不乐，身寒，善太息，心悲，骨痹，气逆，痔疾，寒热，好呕，阴股内痛，气痛狐疝，小腹引痛，脾积痞气，黄疸，舌强，腹胀寒疟，泄泻，体重节痛，怠惰嗜卧，妇人绝子，小儿慢惊等症。

问：三阴交呢？

答：内踝三寸三阴交，三壮三分主治饶，脾胃虚弱心腹胀，妊娠关系手法超。

注：三阴交穴，在足内踝上三寸，骨下陷中。三分，三壮，妊娠禁针。主治脾胃虚弱，心腹胀满，脾痛身重，四肢不举，肠鸣食不化，痃癖腹寒，膝内廉痛，小便闭，阴茎痛，足痿难行，胆虚食后吐水，梦遗失精，霍乱逆冷，呵欠口张，小儿客忤，妇人羸弱，癥瘕，漏血不止，妊娠胎动横生，产后恶漏不行，去血过多，崩晕。经脉寒闭，泻之立通，虚耗不行者，补之则通。

问：漏谷穴呢？

答：漏谷内踝上六寸，胻骨下陷三分进，主治心肠腹部殃，痃癖气冷足膝病。

注：漏谷穴，在足内踝上六寸，胻骨下陷中。三分，禁灸。主治肠鸣气逆，腹胀满急，痃癖气冷，膝痹，足瘫等症。

问：地机穴呢？

答：膝下五寸为地机，内侧辅骨下陷中，三分三壮医何病，腰腹股膝皆可攻。

注：地机穴，在膝下五寸，膝内侧辅骨下陷中，伸足取之。三分，三壮。主治腰痛不可俯仰，溏泄，腹胁胀，水肿腹坚，小便不利，女子癥瘕，按之如汤沃股内至膝等症。

问：阴陵泉呢？

答：阴陵内侧膝辅际，脾合水穴横纹里，五分禁灸何病医，主治腹胁便不利。

注：阴陵泉，在膝下内侧，辅骨下陷中，伸足取之，即膝横纹头下，脾合水穴也。五分，禁灸。主治腹中寒，不嗜食，胁下满，水胀腹坚，喘逆不得卧，腰痛不可俯仰，霍乱，疝瘕，小便不利，气淋，寒热不节，阴痛，胸中热，暴泄，飧泄等症。

问：血海穴呢？

答：血海分明膝膑上，内廉肉际二寸半，五分三壮何病医，主治气逆腹胀患。

注：血海穴，在膝膑上二寸半。三壮，五分。主治气逆腹胀，女子漏下，月事不调等症。

问：箕门穴呢？

答：箕门血海上六寸，鱼腹之上越筋际，三壮禁针何病医，主治五淋鼠鼷疾。

注：箕门穴，在血海上六寸越筋间。三壮，禁针。主治五淋小便不利，鼠鼷肿痛等症。

问：冲门穴呢？

答：冲门府舍下一寸，四寸三分大横近，五壮三分何疾医，主治积聚子冲病。

注：冲门穴，一名慈宫，在府舍下一寸，大横下四寸三分，去腹中行各四寸半，横骨两端动脉中。五壮，三分。主治腹寒气满，腹中积聚，阴疝，妊娠子冲心等症。

问：府舍穴呢？

答：府舍腹结下二寸，五壮七分医何病，主治疝瘕胁抢心，腹满积聚霍乱症。

注：府舍穴，在腹结下二寸，大横下三寸三分，去腹中行各四寸半。五壮，七分。主治疝瘕，循胁上下抢心，腹满积聚，霍乱等症。

问：腹结穴呢？

答：腹结横下寸三分，一名肠窟主治论，咳逆腹寒绕脐痛，抢心逆气泄痢频。

注：腹结穴，在大横下一寸三分，去腹中行各四寸半。五壮，七分。主治咳逆，绕脐痛，腹寒泄利，抢心气逆等症。

问：大横穴呢？

答：大横哀下三寸五，五壮七分何病主，大风逆气寒善悲，四肢不仁洞痢许。

注：大横穴，在腹哀下三寸五分，侠脐上五分，去腹中行四寸半。五壮，七分。主治大风逆气，多寒善悲，四肢不仁，多汗洞痢等症。

问：腹哀穴呢？

答：腹哀日月下寸五，去腹中行四寸半，三分禁灸何病医，主治便脓腹痛患。

注：腹哀穴，在日月下一寸五分，去腹中行各四寸半。

三分，禁灸。主治寒中食不化，大便脓血，腹中痛等症。

问：食窦穴呢？

答：食窦天溪下寸六，去胸中行各六寸，五壮四分何疾医，主治胸胁支满痛。

注：食窦穴，在天溪下一寸六分，中府穴下六寸四分，平乳根开寸半，去胸中行各六寸，举臂取之。五壮，四分。主治胸胁支满，膈间雷鸣等症。

问：天溪穴呢？

答：天溪胸乡下寸六，五壮四分仰面取，主治胸满喉逆声，妇人乳肿瘭痈疾。

注：天溪穴，在胸乡下一寸六分，乳中外寸半，去胸中行各六寸。五壮，四分。主治胸中满痛，咳逆上气，喉中作声，妇人乳肿，瘭痈等症。

问：胸乡穴呢？

答：胸乡周荣下寸六，四分五壮仰取之，主治胸满引背痛，支满不卧转侧迟。

注：胸乡穴，在周荣下一寸六分，仰取。五壮，四分。主治胸胁支满，引胸背痛，不得卧，转侧难等症。

问：周荣穴呢？

答：周荣中府下寸六，四分禁灸何病医，主治胸满难俯仰，咳唾秽脓诸病祛。

注：周荣穴，在中府下一寸六分，去胸中行各六寸，仰取。四分，禁灸。主治胸胁满，不得俯仰，咳唾秽脓等症。

问：大包①穴呢？

答：大包渊腋下三寸，脾经大络统阴阳，三壮三分何

---

① 大包：原为"太包"，穴名应为"大包"，考《明代订正针灸大成》亦为"大包"，下径改。

病取，主治胸胁喘痛难。

　　注：大包穴，在渊液下三寸，腋下六寸，为脾经大络，总统阴阳诸络。三壮，三分。主治胸胁中痛，喘气等症。

第十章　脾经解说

　　问：脾经解说呢？

　　答：脾居中脘，围曲向胃。西医云：傍胃又有甜肉，生出甜汁，从连纲入小肠上口，以化胃中之物，脾内有血管，下通于肝。

　　按：脾居油膜之上，与各脏相通，其血气往来之道路，全在油膜中也。中国医书无甜肉说，然甘味属脾，乃一定之理。西医另言甜肉，不知甜肉即脾也。西医又云：脾中之血，壅热气以蒸化水谷。盖血即心火所生，壅热气以化谷者，火生土之义也。至于脾土制水之说，西医不知，言水入口，散出于胃，走连纲中，不知连纲上之膏，即脾之膏滑也。王清任言：脾中有管，名玲珑管，水从胃透入此管，遂下走鸡冠油中。

　　又按：脾与胃相连处，有膜一条，其中有管，自然无疑，脾质凝血而成。西医云：脾中有血管，回血聚于脾中者极多。岂知血是心火所生，火生土故统血，多食入则脾拥动热气以化之。西医又言：有甜肉汁化谷。按：甜肉汁即胰子也，生于油上，凡膏油皆脾所生之物。膏能化水，胰子能化油，脾称湿土，正指胰子与膏也。有此滑润，故肠中通利而化物。宋元后图脾居于右，西医图脾居于左，然淮南子已①有脾左肝右之说。但脾之应脉，实在右手，盖其功用归于右也。在天为湿，在地为土，在体为肉，在色为黄，在音为宫，在声为歌，在变动为哕，在窍为口，在味为甘，在志为思，在液为涎，其荣为唇，其臭香，其数五，其谷稷，其畜牛，其虫倮。（按：倮，蚯蚓之类，秉土之精。）其果枣，其菜葵。（按：冬葵子，秉土性所生。）

第十一章　手少阴心经穴歌注

问：心经左右共十八穴，系何名？在何处？主治何病？

答：少阴心起极泉中，腋下三寸脉入胸，七壮三分主何病，臂肘厥逆心气疼。

注：极泉穴，在臂内腋下三寸，筋间动脉入胸。七壮，三分。主治臂肘厥寒，四肢不收，心痛，干呕，烦渴，目黄，胁痛，悲愁不乐等症。

问：青灵穴呢？

答：青灵肘上三寸起，禁针五壮举臂取，主治头痛与目黄，肩臂振寒不能举。

注：青灵穴，在肘上三寸，举臂取之。五壮，禁针。主治目黄头痛，振寒，肩臂不举等症。

问：少海穴呢？

答：少海肘内节后求，肘端五分屈向头，心合水穴三分壮，主治头目肘腋瘳。

注：少海穴，在肘内廉节后大骨后，去肘端五分，屈肘向头取之，心合水穴也。三壮，三分。主治寒热，齿龋

---

① 已：原为巳，据文意改。

痛，目眩，发狂，呕吐涎沫，项不得回顾，肘挛，腋胁下痛，四肢不举，齿寒，脑风，气逆噫哕，瘰疬，心痛，手颤，健忘等症。

问：灵道穴呢？

答：灵道掌后寸五分，心经金穴三灸针，主治干呕悲恐症，瘈疭肘挛与暴喑。

注：灵道穴，在掌后下廉一寸半，心经金穴。三壮，三分。主治心痛，干呕，悲恐相牵，瘈疭，肘挛，暴喑不能言等症。

问：通里穴呢？

答：通里腕后一寸间，心脉之络针灸三，主治眩痛和懊恼，热病不乐此穴详。

注：通里穴，在腕后下廉一寸陷中，心脉之络。三壮，三分。主治目眩、头痛，热病先不乐，数日懊恼等症。

问：阴郄穴呢？

答：阴郄掌后去五分，三分三壮主治明，衄吐洒淅兼厥逆，心烦霍乱胸满疼。

注：阴郄穴，在掌后动脉中，去掌五分。三壮，三分。主治鼻衄，吐血，洒淅畏寒，厥逆，心痛，霍乱，胸中满等症。

问：神门穴呢？

答：神门掌后锐骨寻，转手骨开得穴真，七壮三分心俞土，主治惊悸与呻吟。

注：神门穴，在掌后锐骨端陷中，转手骨开，心俞土穴。七壮，三分。主治疟疾，心烦欲得冷饮，恶寒则欲处温中，咽干，不嗜食，心痛，数噫，恐悸，少气，手臂寒，面赤，喜笑，掌中热而数欠，频呻吟，面热无汗，头风，

暴暗，目痛，心悸，肘臂疼痛，苦呕，喉痹，少气遗溺，妇人血症。

问：少府穴呢？

答：少府小指本节后，直节劳宫骨缝中，二分七壮心荥火，主治烦满肘腋疼。

注：少府穴，在小指本节后，骨缝陷中，直接劳宫，心荥火穴也。七壮，二分。主治烦满少气，悲恐畏人，掌中热，臂痛，肘腋挛急，胸中痛，手不伸，痎疟久不愈，振寒，阴痛偏堕，小便不利等症。

问：少冲穴呢？

答：少冲小指内侧取，去爪甲角韭叶拟，心井木穴一壮分，主治热病烦满疾。

注：少冲穴，在手小指内侧，去爪甲角如韭叶，心井木穴。一壮，一分。主治热病烦满，嗌干，目黄，臑臂内痛，胸痛，痰气悲惊，寒热，肘痛不伸等症。

第十二章　心经解说

问：心经解说呢？

答：心形上阔下尖，周围夹膜，即包络也。其上有肺罩之，空悬胸中，其下有膈膜遮截。膈为膻，包络为膻中。心为君主。西医云：有脑气筋贯之，有左右房以生血、回血。

又按：心之脉络，从包络中发出，以达于周身，故包络为臣使之官。西医言：心内分左右四房，皆有管窍，为生血、回血之用。血受炭气则紫，回行至心右上房，有一总管，接回血入心中，落右下房；又一总管，运血出而过肺，被肺气吹去紫色，遂变纯赤，还入心之左上房，落左下房；又有一总管，运血出行遍于周身，回转于心。此即内经荣卫交会于手太阴肺及心主血脉之说也。

又按：心藏神，人所以有知觉，神主之也。神是何物，浑言之，则两精相搏谓之神；空言之，则变化不测谓之神。此皆泛言高论，未能实指之也。吾且为之实指曰：神乃生于肾中之精气，而上归于心，合为离卦，中含坎水之象。惟其阴精内含阳精，外护心脏之火，所以光明朗润而能烛物。盖神即心火，得肾阴济之，而心中湛然，神明出焉，故曰：心藏神。心血不足，则神烦，心火不足，则神怯；风痰入心，则神昏。西医知心为生血、回血之脏，而谓心不主知觉，主知觉者是脑髓筋。又言脑后筋只主运动，脑前筋主知觉。又言脑筋有通于心者。彼不知髓实心之所用，而非髓能知觉也。盖髓为肾水之精，得心火照之而光见，故生知觉矣。古人思字从囟从心，即以心火照脑髓之义。髓如月魄，心如日光，相照为明，此神之所以为用也。西医云：心有运血管、回血管，外则散达周身，内则入于心中，心中有上下四房以存血，心体跳动不休，而周身血管应之而动，是为动脉，此说极是。脉经云，脉为血府，即是之谓。《医林改错》谓脉是气管非血管，言气乃能动，血不能动。夫果是气管，则随气呼吸，一呼止当动一至，一吸止当动一至，何以一呼动二至，一吸动二至，显与气息相错哉。是脉非气管，其应心而动无疑矣，故云：心之合脉也。西医言脉不足为诊具，足见西医之粗浅也。脉诊两手，始于内经，详于难经，事确理真，非西医器具测量所能为也。在天为热，在地为火，在体为脉，在色为赤，在音为徵，在声为笑，在变动为忧，在窍为舌，在味为苦，在志为喜，其液为汗，其荣为色，其臭为焦，其数七，其谷麦，其畜马，其虫羽，其果杏，其菜薤。

第十三章 手太阳小肠经穴歌注

问：小肠经左右共三十八穴，系何名？在何处？主治何病？

答：手小外侧起少泽，井金之穴三壮一，主治疟疾喉舌强，瘈疭唾涎颈项急。

注：少泽穴，在手小指外侧，去爪甲角一分陷中，小肠井金穴也。三壮，一分。主治疟疾寒热，汗不出，喉痹舌强，口干心烦，臂痛，瘈疭，咳嗽，口中唾涎，颈项急不得回顾，目生翳，头痛等症。

问：前谷穴呢？

答：前谷外侧节前索，小肠荥水壮分一，主治热病痎疟癫，颈颊喉鼻臂乳疾。

注：前谷穴，在手小指外侧，本节前陷中，小肠荥水穴也。一壮，一分。主治热病，痎疟，癫疾，耳鸣，项肿，喉痹引耳后，鼻塞不利，咳嗽，吐衄，臂痛，妇人产后无乳等症。

问：后溪穴呢？

答：节后陷中是后溪，俞木之穴握拳取，一分一壮何病医，癫疟项强臂肘急。

注：后溪穴，在手小指外侧本节后陷中，握拳取之，小肠俞木穴也。一分，一壮。主治疟疾，目赤生翳，鼻衄，耳聋，胸满，项强，癫疾，臂肘挛急等症。

问：腕骨穴呢？

答：腕骨陷前看外侧，小肠原穴分壮三，黄疸颈项耳目疾，胁肘五指头痛瘥。

注：腕骨穴，在手外侧腕前起骨下陷中，小肠原穴也。三分，三壮。主治热病汗不出，胁下痛不得息，颈颔肿，寒热，耳鸣，目冷泪生翳，狂惕，偏枯，肘不得屈伸，疟疾头痛，烦闷，惊风，瘈疭，五指掣头痛等症。

问：阳谷穴呢？

答：腕中骨下阳谷讨，小肠经火分壮三，主治癫狂颈项肿，耳目齿舌小儿瘥。

注：阳谷穴，在手外侧腕中，锐骨下陷中，小肠经火穴也。三壮，三分。主治癫疾狂走，热病汗不出，胁痛，颈项肿，寒热，耳聋耳鸣，齿龋痛，臂外侧痛，吐舌戾颈，妄言左右顾，目眩，小儿瘈疭，舌强不语等症。

问：养老穴呢？

答：踝后上陷名养老，手太阳郄分壮三，主治肩臂手诸疾，目视不明此穴参。

注：养老穴，在手踝骨后上陷中。三壮，三分。主治肩臂酸疼，肩欲折，臂如拔，手不能自上下，目视不明等症。

问：支正穴呢？

答：支正腕后量五寸，手太阳络分壮三，主治癫狂虚劳疾，肘臂手指诸病详。

注：支正穴，在手腕后五寸，手太阳络。三壮，三分。主治风虚惊恐，悲愁癫狂，五劳，四肢虚弱，肘臂挛，难屈伸，手不握，十指尽痛，热病先腰颈酸等症。

问：小海穴呢？

答：小海肘端去五分，屈手向头取之真，小肠合土三分壮，主治颈项肘臂疼。

注：小海穴，在肘之大骨外，去肘端五分陷中，屈手向头取之，小肠合土穴也。三壮，三分，主治颈项肩臑肘臂外廉痛，寒热，齿龈肿，风眩，颈项痛，疡肿振寒，肘腋痛肿，小腹痛，痫发羊鸣，戾颈瘰疬，狂走，颔肿，肩似拨，臑似折，耳聋，目黄，颊肿等症。

问：肩贞穴呢？

答：肩贞胛下两骨解，髃后陷中分壮五，主治寒热耳聋鸣，缺盆肩肢痹不举。

注：肩贞穴，在曲胛下两骨解间，肩髃后陷中。五壮，五分。主治伤寒寒热，耳鸣耳聋，缺盆肩中热痛，风痹，手足麻木不举等症。

问：臑俞穴呢？

答：臑俞肩胛下廉陷，三壮八分主治看，臂酸无力肩中痛，此穴针之立便安。

注：臑俞穴，在肩胛下廉大骨下陷中，举臂取之。三壮，八分。主治臂酸无力，肩痛等症。

问：天宗穴呢？

答：天宗大骨下陷中，三壮五分主治同，肩臂酸疼肘廉痛，颊颔气肿此穴寻。

注：天宗穴，在秉风后大骨下。三壮，五分，主治肩臂酸疼，肘外后廉痛，颊颔肿等症。

问：秉风穴呢？

答：秉风髎后举有空，手三（阳）足少（阳）四脉通，五壮五分何病治，肩疼不举此穴从。

注：秉风穴，在天髎后，举臂有空，乃手太阳、阳明，手足少阳四脉之会。五壮，五分。主治肩痛不举等症。

问：曲垣穴呢？

答：曲垣肩中曲胛里，三壮三分主治同，肩痹热气注肩胛，拘急痛寻此穴中。

注：曲垣穴，在肩中央曲胛陷中。三壮，三分。主治肩痹热痛，气注胛肩，拘急痛闷等症。

问：肩外俞呢？

答：外俞肩胛上廉陷，去脊三寸主何病，六分三壮治同前，肩胛寒痛肘周痹。

注：肩外俞，在肩胛上廉二椎下，去脊各开三寸陷中。三壮，六分。主治肩胛痛等症。

问：肩中俞呢？

答：肩中二寸大椎旁，三壮三分何病安，主治唾血气上逆，寒热目疾此穴良。

注：肩中俞，在肩胛内廉大椎下，去脊各开二寸陷中。三壮，三分。主治咳嗽上气，唾血，寒热，目视不明等症。

问：天窗穴呢？

答：天窗颊下动脉详，扶突穴后大筋间，三壮三分主何病，痔瘘颈肩颊齿殃。

注：天窗穴，在颈大筋间曲颊下，扶突后动脉应手陷中。三壮，三分。主治痔瘘，头痛，肩痛引项，耳聋，颊肿，喉中痛，暴喑，齿噤，中风等症。

问：天容穴呢？

答：天容耳下曲颊后，三壮三分主何病，咽喉颈项胸部殃，呕逆吐沫口齿噤。

注：天容穴，在耳下曲颊后。三壮，三分。主治喉痹

寒热，咽中如梗，瘿颈项痛，胸痛满，不得息，呕逆吐沫，齿噤，耳聋等症。

问：颧髎穴呢？

答：颧髎𩑙下锐骨隙，二分禁灸何病医，主治口㖞面目赤，眼𥆧齿痛此穴奇。

注：颧髎穴，在面𩑙骨下廉陷中。二分，禁灸。主治口㖞，面赤，目黄，眼𥆧动，齿痛等症。

问：听宫穴呢？

答：听宫耳珠大如菽，手足少阳手太阳，三脉交会一分刺，主治聋鸣聤耳殃。

注：听宫穴，在耳中珠子，大如赤小豆，手足少阳、手太阳三脉之会。一分，禁灸。主治失音，癫疾，心腹胀，聤耳，耳聋如物填塞，无闻等症。

第十四章　小肠经解说

问：小肠经解说呢？

答：小肠上接于胃，凡胃所纳之物，皆受盛于小肠之中。西医云：小肠通体皆是油膜相连，其油膜中，皆有微丝血管与小肠通。胆之苦汁，从微丝血管注入肠中，以化食物，脾之甜肉汁，亦注于小肠化物；而物所化之精汁，即从膜中出小肠而达各脏，故曰化物出焉。王清任《医林改错》以附小肠者，为鸡冠油，更名气府，谓为元气所存，主化饮食。而不知内经明言：小肠者，受盛之官，化物出焉。已①实指小肠之气化矣。其附小肠之油膜，即中焦也，

---

① 已：原为巳，据文意改。

属之于脾。小肠又系心之府,其相通之路,则从油膜中之丝管,上膈达心包络,以达于心。心遗热于小肠,则化物不出,为痢、为淋。脾阴不足,则中焦不能受盛、膈食、便结。

三焦相火不足,不能熏化水谷,则为溏泄。西医又有小肠发炎之症,即中国之泻痢、肠痈。中国近说,水入小肠,然后从阑门下,飞渡入膀胱。西医斥其非也。水从胃已散出,走连纲中,然则小肠中所受盛者,只是食物,乃阴质也。饮主化气,食主化血。食物在小肠皆化为液,以出于连纲,遂上奉心而生血,所以小肠为心之府,乃心所取材处也。

第十五章　足太阳膀胱经穴歌注

问:膀胱经左右共百三十四穴,系何名?在何处?主治何病?

答:睛明内眦去一分,太阳阳明两蹻通,一分五厘主何病,头痛目眩眦赤疼。

注:睛明穴,在目内眦头一分,宛宛中,手足太阳、足阳明、阴阳蹻、五脉之会。针分半。主治目远视不明,恶风泪出,憎寒头痛,目眩,内眦赤痛,眦痒淫肤白翳,攀睛胬肉,雀目生障等症。

问:攒竹穴呢?

答:眉头陷中攒竹名,三壮二分主治同,目眩瞳痒兼赤痛,面瞤尸厥癫邪攻。

注:攒竹穴,在眉头陷中。三壮,二分。主治视物不明,泪出目眩,瞳子痒,目中赤痛,脸瞤动,不得卧,尸

厥癫邪等症。

问：眉冲穴呢？

答：眉冲曲差神庭间，三分禁灸主何殃，五痫头疼兼鼻塞，此穴针之即便安。

注：眉冲穴，在直眉头上，入发际五分，神庭、曲差之间。三分，禁灸①。主治五痫，头痛，鼻塞等症。

问：曲差穴呢？

答：曲差寸半神庭畔，二分三壮主何患，目眩衄衊鼻生疮，头项痛肿心烦乱。

注：曲差穴，在神庭旁一寸五分，入发际五分。二分，三壮。主治目眩，衄衊，鼻塞，鼻疮，心烦满，汗不出，头痛等症。

问：五处穴呢？

答：五处曲差后五分，三壮三分何病针，主治脊强兼反折，瘛疭癫疾头目瞫。

注：五处穴，在曲差后五分。三分，三壮，主治脊强反折，瘛疭，癫疾，头风，目眩不明等症。

问：承光穴呢？

答：承光五处后寸半，三分禁灸主何患，风眩头痛呕吐频，鼻塞口㖞目生翳。

注：承光穴，在五处后寸半。三分，禁灸。主治风眩，头痛，呕吐，心烦，鼻塞不闻香臭，口㖞，鼻多清涕，目生白翳等症。

问：通天穴呢？

答：通天承光后寸半，三分三壮何病医，主治颈项难

---

① 禁灸：原缺，底本毛笔补批，据上文补。

转侧，瘿气鼻疮尸厥宜。

注：通天穴，在承光后寸半。三分，三壮。主治颈项转侧难，瘿气，鼻衄，鼻疮，僵仆等症。

问：**络却**①**穴呢？**

答：络却通天后寸五，三分三壮何病主，头旋耳鸣瘈疭狂，腹胀青盲目无睹。

注：络却穴，在通天后寸半。三壮，三分。主治头旋，耳鸣，狂走，瘈疭，恍惚不乐，腹胀，青盲内障等症。

问：**玉枕穴呢？**

答：玉枕络却后寸半，入发二寸枕骨畔，主治目疾针灸三，头风痛兼鼻塞患。

注：玉枕穴，在络却后寸半，起肉枕骨上，入后发际二寸。三壮，三分。主治目痛如脱，不能远视，头风痛不可忍，鼻塞等症。

问：**天柱穴呢？**

答：天柱侠项后发际，大筋外廉陷中是，七壮五分何病医，主治项强难回顾。

注：天柱穴，在侠项后发际大筋外廉陷中。七壮，五分。主治肩背痛，目瞑头旋，脑痛，头风，鼻塞，脑重如脱，顶如拔，项强不可回顾等症。

问：**大杼穴呢？**

答：大杼一椎旁寸半，正坐取之医何患，主治膝腿腰脊疼，胸痹头疼与痎疟。

注：大杼穴，在项后第一椎下两旁，相去脊各寸五分陷中，正坐取之。七壮，五分。主治膝痛不可屈伸，伤寒

---

① 络却：原为络郤，据《明代订正针灸大成》改，下径改。

汗不出，腰脊痛，胸中郁热，头风振寒，疟疾等症。

问：**风门穴呢？**

答：风门二椎旁寸五，五壮三分何病取，主治发背诸痈疽，头项胸中风寒疾。

注：风门穴，在二椎下两旁，相去脊各寸半。三分，五壮。主治发背，痈疽，身热，上气，喘气，咳逆，胸背痛，风劳，呕吐，多嚏，鼻鼽清涕，伤寒头项强，目瞑，胸中热，卧不安等症。

问：**肺俞穴呢？**

答：肺俞三椎旁寸半，三壮三分主何患，瘿气黄疸瘰瘰伤，传尸骨蒸风痰嗽。

注：肺俞穴，在三椎下两旁，去脊各寸半。三壮，三分。主治瘿气，黄疸，瘰瘰，腰脊强痛，传尸，骨蒸，肺痿咳嗽，肉痛皮痒，狂走欲自杀等症。

问：**厥阴俞呢？**

答：厥阴四椎旁寸半，七壮三分医何病，主治咳逆与牙疼，胸满呕吐兼烦闷。

注：厥阴俞，在四椎下两旁，相去脊各寸半。七壮，三分。主治咳逆，牙疼，心痛，胸满，呕吐，烦闷等症。

问：**心俞穴呢？**

答：心俞五椎之下论，三分禁灸主何因，医治偏风身不遂，心气恍惚小儿暗。

注：心俞穴，在五椎下两旁，相去脊各寸半。三分，禁灸。主治偏风半身不遂，心气乱，心中风，偃卧不得倾侧，汗出，狂走，谵语悲泣，心闷，吐血，黄疸，鼻衄，目瞑，呕吐不下食，小儿心气不足，数岁不语等症。

问：督俞穴呢？

答：督俞六椎旁寸五，三壮禁针何病取，善治寒热心腹疼，雷鸣气逆此穴主。

注：督俞穴，在第六椎下两旁，去脊各寸半。禁针①，三壮。主治寒热，心疼，腹痛雷鸣，气逆等症。

问：膈俞穴呢？

答：膈俞七椎旁寸半，三壮三分医何患，主治呕吐心胃寒，胸痛肿胀胁腹满。

注：膈俞穴，在七椎下两旁，去脊各寸半。三壮，三分。主治心痛，吐食，反胃，骨蒸，四肢怠惰，嗜卧，痎癖，咳嗽，呕吐，鬲胃寒痰，饮食不下，身痛肿胀，胁腹满，自汗盗汗等症。

问：肝俞穴呢？

答：肝俞九椎旁寸五，三壮三分何病主，咳血黄疸怒目睛，疝气转筋积聚痞。

注：肝俞穴，在九椎下两旁，相去脊各寸五。三壮，三分。主治多怒，黄疸，鼻酸，目眩，气短，咳血，目上视，咳逆，口干，寒疝，胫筋急相引转筋入腹，积聚，痞痛等症。

问：胆俞穴呢？

答：胆俞十椎旁寸半，三壮五分主何病，头痛腋胀口舌干，骨蒸劳热食不进。

注：胆俞穴，在十椎下两旁，相去脊各寸半。三壮，五分。主治头痛汗不出，腋下肿胀，口苦，舌干，咽痛，干呕，骨蒸劳热，食不下，目黄等症。

---

① 禁针：原缺，底本毛笔补批，据上文补。

按：四花穴，即当取膈胆二俞。

问：**脾俞穴呢？**

答：十一椎下脾俞举，两旁去脊各寸五，三壮五分何病医，腹背肘胁痰湿取。

注：脾俞穴，在十一椎下两旁，相去脊各寸半。三壮，五分。主治腹胀引肘背痛，多食身瘦，痃癖积聚，胁下满，泄利，痰疟寒热，水肿，气肿，黄疸，善欠，不嗜食等症。

问：**胃俞穴呢？**

答：十二椎下胃俞取，三壮三分何病主，霍乱胃寒胸胁支，脊痛筋挛儿客忤。

注：胃俞穴，在十二椎下两旁，相去脊各寸半。三壮，三分。主治霍乱，胃寒，腹胀而鸣，翻胃，呕吐，不嗜食或多食，羸瘦，目不明，腹痛，胸胁支满，脊痛筋挛，小儿客①忤等症。

问：**三焦俞呢？**

答：三焦十三椎两旁，三壮五分主何方，脏腑积聚腰脊强，泄利腹胀头目难。

注：三焦俞，在十三椎下两旁，去脊各开寸半。三壮，五分。主治脏腑积聚，胀满羸瘦，不能饮食，伤寒头痛，腰脊强，不得俯仰，水谷不化，泄利，腹胀，肠鸣，目眩，头痛等症。

问：**肾俞穴呢？**

答：肾俞十四椎旁寻，前与脐平三壮分，主治虚劳羸瘦症，水脏久冷小便频。

注：肾俞穴，在十四椎下两旁，去脊寸半，前与脐平。

---

① 客：原缺，底本毛笔补批，据上文补。

三壮，三分。主治虚劳羸瘦，耳聋，肾虚，水脏久冷，心腹胀急，两胁满引小腹痛，小便淋溺血，梦遗，肾中风，劳伤等症。

问：**气海俞呢**？

答：气海十五椎两旁，去脊各开寸半探，三壮三分身伏取，腰疼痔漏此穴良。

注：气海俞，在十五椎下两旁，去脊各开寸半，伏取。三壮，三分。主治腰痛，痔漏等症。

问：**大肠俞呢**？

答：大肠十六椎两旁，伏而取之分壮三，主治背强腰腹胀，绕脐切痛二便难。

注：大肠俞，在十六椎下两旁，去脊各开寸半。三壮，三分。主治脊强不得俯仰，腰痛，腹中气胀，绕脐切痛，多食身瘦，肠鸣，二便不利，洞泄，食不化，小腹绞痛等症。

问：**关元俞呢**？

答：关元十七椎两旁，伏而取之分壮三，主治风劳二便疾，妇人瘕聚此穴探。

注：关元俞，在十七椎下两旁，相去脊各寸半。三壮，三分。主治风劳，腰痛，泄利，虚胀，小便难，妇人瘕聚等症。

问：**小肠俞呢**？

答：小肠十八椎两旁，各开寸五伏而探，三壮三分主何病，津液枯少小便难。

注：小肠俞，在十八椎下两旁，去脊各开寸半，伏取。三壮，三分。主治津液少，寒热，小便赤涩，小腹胀满绞痛，泄利脓血，五色赤痢，下重肿痛，脚肿，头痛，痔漏，

带下等症。

问：膀胱俞呢？

答：膀胱十九椎两旁，伏而取之分壮三，主治阴疝脊强症，胫寒膝软二便难。

注：膀胱俞，在十九椎下两旁，去脊各开寸半，伏取。三壮，三分。主治风劳，脊强，小便赤黄，遗溺，阴疝，胫寒拘急，不得屈伸，腹满便难，脚膝无力等症。

问：中膂穴呢？

答：中膂二十椎下详，三壮三分伏取探，主治肾虚消渴疝，腰脊腹肋痛难当。

注：中膂俞，在二十椎下两旁，去脊各开寸半，伏取。三壮，三分。① 主治肾虚消渴，腰脊强痛，肠风，赤白痢，疝痛，汗不出，腹胀，肋痛等症。

问：白环俞呢？

答：白环二十一椎当，去脊各开寸五量，禁灸三分看主治，手足腰脊痛便难。

注：白环俞，在二十一椎下两旁，去脊各开寸半，伏取。三分，禁灸。主治手足不仁，腰脊痛，疝痛，便难，腰疼，脚膝不遂，劳损虚风，筋挛臂缩等症。

问：上髎穴呢？

答：上髎一空腰踝下，侠脊陷中分壮三，主治便难呕膝冷，鼻衄寒热疟疾探。

注：上髎穴，在第一空腰踝下，即十七椎下，去脊七分五陷中。七壮，三分。主治便难，呕逆，膝冷痛，鼻衄，寒热疟等症。

---

① 三壮，三分：原无，依据前后体例，据上文补。

按：大理院赵卿患偏风不能起跪，甄权针上髎、环跳、阳陵泉、巨虚下廉，即能起跪。

问：次髎穴呢？

答：次髎二空腰踝下，侠脊陷中分壮同，主治便淋腰引痛，心胀疝堕带下崇。

注：次髎穴，在第二空，即十八椎下，去脊七分五陷中。七壮，三分。主治小便赤淋，腰痛不得转摇，急引阴器，痛不可忍，腰以下至足不仁，背膝寒，小便赤，心下坚胀，疝气下堕，肠鸣注泄，偏风，带下等症。

问：中髎穴呢？

答：中髎三空下陷间，三壮一分何病探，主治痢淋和带下，五劳六极七情伤。

注：中髎穴，在第三空，即十九椎下，去脊七分五陷中。三壮，一分。主治二便不利，腹胀下痢，五劳七伤六极，淋沥，飧泄，妇人绝子，带下，经不调等症。

问：下髎穴呢？

答：下髎四空下陷中，五壮八分主治同，注泄肠鸣寒湿疾，妇人带下小腹疼。

注：下髎穴，在第四空，即二十椎下，去脊开七分五陷中。五壮，八分。主治二便难，肠鸣注泻，寒湿内伤，便血，腰硬痛，女子带下，引小腹痛极等症。

问：会阳穴呢？

答：会阳阴尾旁八分，分寸须与督脉亲，五壮五分何病主，肠澼下血久痔寻。

注：会阳穴，在阴尾尻骨两旁各开八分。五壮，五分。主治腹中热气冷气，泄泻，肠澼下血，阳气虚乏，阴汗，久痔等症。

问：附分穴呢？

答：第二椎下外附分，去脊二寸正坐寻，五壮三分主何病，肩背拘急肘不仁。

注：附分穴，在第二椎下两旁，去脊各开三寸，正坐取之。五壮，三分。主治肘不仁，肩臂拘急，颈痛不得回顾等症。

问：魄户穴呢？

答：魄户穴在附分下，三椎两旁去脊三，七壮五分何病主，膊痛肺痿疰项强。

注：魄户穴，在附分下，三椎下两旁，去脊各开三寸，正坐取之。七壮，五分。主治背膊痛，虚劳，肺痿，尸疰，项强，喘息，咳逆，呕吐，烦满等症。

问：膏肓穴呢？

答：膏肓四椎之下取，连脊共量七寸里，四肋三间胛骨中，空隙处容侧指许。

注：膏肓穴，在四椎下两旁，除脊各开三寸。禁针，可多灸。主治赢瘦虚损，传尸骨①蒸，梦遗，上气咳逆，发狂，健忘，风痰等症。

问：神堂穴呢？

答：神堂五椎下两旁，去脊三寸陷中探，五壮三分何病主，腰背脊强心气烦。

注：神堂穴，在五椎下两旁，去脊各开三寸，正坐取之。五壮，三分。主治腰脊强急，不可俯仰，洒淅寒热，胸满气急上攻等症。

---

① 骨，原被涂改，毛笔批注为骨，考《明代订正针灸大成》骨为是。

问：譩譆穴呢？

答：譩譆六椎两旁取，正坐探之分壮七，主治风劳胸腹疼，腰背腋胁臂膊疾。

注：譩譆穴，在六椎下两旁，去脊各开三寸，正坐取之。七壮，七分。主治大风汗不出，劳损不得卧，温疟寒疟，胸闷气满，腹胀，胸痛引腰背拘胁痛，目眩，目痛，鼻衄，喘逆，臂膊内廉痛，不得俯仰，小儿食时，头五心热等症。

问：鬲关穴呢？

答：鬲关七椎下两旁，开肩正取分壮三，主治背痛脊强硬，呕哕噎闷二便难。

注：鬲关穴，在七椎下两旁去脊各开三寸，正坐开肩取之。三壮，三分。主治背痛恶寒，脊强俯仰难，食饮不下，呕哕多涎唾，胸中噎闷，大便不节，小便黄等症。

问：魂门穴呢？

答：魂门九椎下两旁，去脊三寸正坐探，三壮五分何病主，尸厥鬼疰胸腹殃。

注：魂门穴，在九椎下两旁，去脊各开三寸，正坐取之。三壮，五分。主治尸厥鬼疰，胸背连心痛，饮食不下，腹中雷鸣，大便不节，小便赤黄等症。

问：阳纲穴呢？

答：阳纲十椎下两旁，开肩取之分壮三，主治肠鸣兼腹胀，泄痢赤黄此穴探。

注：阳纲穴，在十椎下两旁，去脊各开三寸，正坐开肩取之。三壮，三分。主治肠鸣，腹痛，腹胀，身热，泄痢赤黄，不嗜食等症。

问：意舍穴呢？

答：意舍十一椎两旁，去脊三寸正取探，七壮五分何病主，腹泄呕吐身目黄。

注：意舍穴，在十一椎下两旁，去脊各开三寸，正坐取之。七壮，五分。主治腹满虚胀，大便滑泄，小便赤黄，背痛，恶风寒，食饮不下，呕吐，消渴等症。

问：胃仓穴呢？

答：胃仓十二椎两旁，三壮五分何病探，主治腹满和水肿，背脊疼痛俯仰难。

注：胃仓穴，在十二椎下两旁，去脊各开三寸，正坐取之。三壮，五分。主治腹满虚胀，水肿，饮食不下，恶寒，背脊痛不得俯仰等症。

问：肓门穴呢？

答：肓门十三椎两旁，去脊各开三寸探，五壮五分何病主，心疼便结乳头殃。

注：肓门穴，在十三椎下两旁，去脊各三寸。五壮，五分。主治心疼，便结，妇人乳疾等症。

问：志室穴呢？

答：志室十四椎两旁，各开三寸正坐探，三壮七分何病主，背腰腹痛五淋殃。

注：志室穴，在十四椎下两旁，去脊各开三寸，正坐取之。三壮，七分。主治阴肿痛，背痛，腰脊强直，不得俯仰，失精淋沥，吐逆霍乱，胁痛等症。

问：包肓穴呢？

答：包肓十九椎两旁，各开三寸伏取探，七壮五分何病主，腰脊腹痛二便难。

注：包肓穴，在十九椎下两旁去脊各开三寸，伏取。

七壮，五分。主治腰脊急痛，食不消，腹坚急，肠鸣，淋沥，二便难，癃闭，下肿等症。

问：秩边穴呢？

答：秩边二十椎下详，各开三寸伏取探，三壮三分何病主，五痔发肿小便黄。

注：秩边穴，在二十椎下两旁，去脊三寸。三壮，三分。主治五痔发肿，小便赤，腰痛等症。

问：承扶穴呢？

答：承扶臀下阴纹当，三壮七分主何殃，腰脊相引痛如解，久痔尻臀肿便难。

注：承扶穴，在尻臀下，阴股上纹中。三壮，三分。主治腰脊相引如解，久痔，尻臀肿，大小便难等症。

问：殷门穴呢？

答：殷门承扶下六寸，浮郄①之上五寸探，禁灸七分何病主，腰脊强痛泻血方。

注：殷门穴，在承扶下六寸，浮郄上五寸。七分，禁灸。主治腰脊痛，后重恶血，泄注等症。

问：浮郄穴呢？

答：浮郄一寸上委阳，展膝取之分壮三，主治霍乱转筋症，二肠结热此穴探。

注：浮郄穴，在委阳上一寸，展膝取之。三壮，三分。主治霍乱转筋，小肠热，大肠结，胫外筋急，髀枢不仁等症。

问：委阳穴呢？

答：委阳委中向外取，太前少后两筋间，三壮七分何

---

① 郄：缺，原毛笔批补，据下文补。

病主，腋肿胸满尸疰殃。

注：委阳穴，在委中向外之两筋间，太阳前、少阳后，出于腘中外廉。七分，三壮。主治腋下肿痛，胸满膨胀，筋急，身热，飞尸疰痛，委厥不仁，小便淋沥等症。

问：委中穴呢？

答：委中膝腘约纹里，膀胱合土伏地取，五分禁灸何病治，筋转喉痧此穴弭。

注：委中穴，在膝腘中央，约纹动脉陷中，膀胱合土穴也。五分，禁灸。主治膝痛及拇指，腰侠脊沉沉然，遗溺，腰重不能举，小腹坚，满体风痹，髀枢痛，伤寒肢热等症。

问：合阳穴呢？

答：合阳委中下三寸，五壮六分主何病，腰脊强痛胻骨酸，带下崩中寒疝治。

注：合阳穴，在委中下三寸。五壮，六分。主治腰脊强，引腹痛，阴股热，胻酸肿，步履难，寒疝偏堕，崩中带下等症。

问：承筋穴呢？

答：承筋腨肠中尖是，禁针三壮主何治，腰背拘急并腨酸，转筋霍乱此穴刺。

注：承筋穴，在腨肠中尖陷中。禁针，三壮。主治腰背拘急，大便秘，腋肿，痔疮，胫痹不仁，腨酸脚跟痛，腰痛，衄衊，霍乱转筋等症。

问：承山穴呢？

答：承山腨下分肉间，五壮七分主何安，跟痛脚疼难久立，转筋霍乱痔疾方。

注：承山穴，在足锐腨肠中分肉间陷中。五壮，七分。

主治大便不通，转筋，痔肿，战慄不能立，脚膝肿，胫痿脚跟痛，筋急痛，霍乱，急食不通，伤寒水结等症。

问：飞扬穴呢？

答：飞扬外踝上七寸，三壮三分主何病，痔漏肿痛起坐难，脚腨疼酸癫狂症。

注：飞扬穴，在外踝上七寸。三壮，三分。主治痔肿痛，体重，起坐不能，步履不收，脚腨酸痛，不能久立久坐，足指不能屈伸，目时痛，历节风，逆气，癫疾等症。

问：附阳穴呢？

答：附阳踝上三寸量，太前少后筋骨间，三壮五分何治主，转筋霍乱久立难。

注：附阳穴，在外踝上三寸，太阳前、少阳后筋骨间。三壮，五分。主治霍乱转筋，腰痛不能久立，坐不能起，髀枢股胻痛，痿厥，风痹不仁，头痛，顖痛，寒热，四肢不举等症。

问：金门穴呢？

答：金门穴在外踝下，骨空陷中垆墟后，一分三壮何病治，转筋癫痫小儿症。

注：金门穴，在外踝下骨缝陷中，垆墟后。三壮，一分。主治霍乱转筋，尸厥，癫痫，暴疝，膝胻酸，身战不能久立，小儿张口摇头，身反折等症。

问：昆仑穴呢？

答：昆仑踝后跟骨中，经火之穴三壮分，主治腰尻足腨肿，肩背脊痛小儿惊。

注：昆仑穴，在足外踝后五分，跟骨上陷中。膀胱经火穴也。三壮，三分。主治腰尻疼，脚气，足腨肿不得履地，衄衊，腘如结，踝如裂，头痛肩背拘急，咳喘满，腰

背引痛，伛偻，阴肿痛，难产，胞衣不出，小儿惊风等症。

问：**仆参穴呢**？

答：仆参跟骨下陷是，拱足取之主何治，足痿跟痛及转筋，癫痫狂言与脚气。

注：仆参穴，在足跟下陷中，拱足取之。七壮，三分。主治足痿失履不收，足跟痛不得履地，霍乱转筋，吐逆，尸厥，癫痫，狂言，见鬼，脚气膝肿等症。

问：**申脉穴呢**？

答：申脉外踝下五分，三壮三分何病寻，主治风眩腰脚痛，胻酸气逆癫病针。

注：申脉穴，在外踝下五分陷中。三分，三壮。主治腰脚痛，胻酸不能久立，如在舟中，劳极，冷气逆气，痫病昼发等症。

问：**京骨穴呢**？

答：京骨外侧大骨下，膀胱原穴赤白际，三分七壮何病治，头腰颈项目痛极。

注：京骨穴，在足外侧大骨下，赤白肉际陷中，按而得之，膀胱原穴也。七壮，三分。主治头痛如破，腰痛不可屈伸，身后侧痛，目内眦赤烂有翳，目眩，发疟，寒热，善惊，筋挛，足胻髀枢痛，头项强，伛偻等症。

问：**束骨穴呢**？

答：束骨小指本节后，俞木之穴分壮三，主治腰髀腘腨痛，耳聋头眩身目黄。

注：束骨穴，在足小指外侧本节后，赤白肉际陷中，膀胱俞木穴也。三分，三壮。主治腰脊痛如折，髀不可曲；腘如结，腨如裂，耳聋，恶风寒，头囟项痛，身热，目黄，肌肉动，目内眦赤烂，肠澼泄痔，疟疾，癫狂，发背，痫

疽，疔疮等症。

问：**通谷穴呢？**

答：通谷本节前陷索，二分三壮荥水穴，主治头目眩
䐔㾓，胃气下溜刺在足。

注：通谷穴，在足小指外侧，本节前陷中，膀胱荥水
穴也。三壮，二分。主治头重目眩，善惊，鼽衄，胸满，
食不化等症。

问：**至阴穴呢？**

答：至阴小指外侧逢，井金之穴分壮三，主治风寒从
足起，太阳根柢目眦通。

注：至阴穴，在足小指外侧，去爪甲角如韭叶，膀胱
井金穴也。三壮，二分。主治鼻寒头重，风寒从足小指起，
胸胁痛，转筋，寒热汗不出，心烦足热，小便不利，目痛
等症。

第十六章　膀胱经解说

问：**膀胱经解说呢？**

答：肾为水脏，膀胱为肾之府。凡人饮水，无不化溺
而出于膀胱。自唐以下，皆谓膀胱有下窍，无上窍，饮入
之水，全凭气化以出。又谓水入小肠，至阑门飞渡入膀胱，
无从入之路也，故曰化气。《医林改错》深叱其谬。西医
云：水人于胃，散走膜膈。胃之四面，全有微丝管出水，
水入膜膈，走肝膈，入肾系，肾主沥溺，由肾系出，下走
连纲，膀胱附着连网，溺入之口，即在连网油膜中也。中
国人见牲畜已死，膀胱油膜收缩，不见窍道，遂谓膀胱有
下口，无上口，疏漏之至。西医此说，诚足骂尽今医，然

持此以薄古圣，则断断不可。盖内经已明言，下焦当膀胱上口。又言：三焦者，决渎之官，水道出焉。内经所谓三焦，即西医所谓连网油膜是也，故焦字从膲，后人改省作焦，乃不知为何物矣。溺出膀胱，实则三焦主之。而膀胱所主者，则在于生津液。肾中之阳，蒸动膀胱之水，于是水中之气上升，则为津液。气着于物，仍化为水；气出皮毛，为汗；气出口鼻为涕、为唾；游溢脏腑内外，则统名津液。实由肾阳蒸于下，膀胱之水化而上行，故曰肾合膀胱，而膀胱为肾生津液之府也。

按：膀胱与连网相接处，即是入水道。子宫在膀胱后，男子名为丹田，肾阳入丹田，蒸水则化气上行。膀胱如釜中蓄水，丹田如灶里添薪。膀胱下口，曲而斜上以入阴茎，溺能射出者，则又肺气注射之力也。

第十七章　足少阴肾经穴歌注

问：**肾经左右共五十四穴，系何名? 在何处? 主治何病?**

答：涌泉屈足卷指取，足心陷中白肉际，肾井木穴分壮三，主治回阳尸厥疾。

注：涌泉穴，在足心陷中，屈足卷指宛宛中白肉际，跪取，肾井木穴。三壮，五分。主治尸厥，面黑如炭，喘咳唾血，目晄晄无所见，善恐惕惕，如人将捕之，舌干，喉肿，气逆，心痛，黄疸，肠澼，股内后廉痛，痿厥，嗜卧，善悲，小腹极痛，足胫寒逆，腰痛，便难，心中结热，风疹，风痫，饥不能食，失音，喉痹，贲豚等症。

问：**然谷穴呢**？

答：然谷踝前大骨下，荥水之穴分壮三，主治咽肿心恐惧，妇人经病小儿殃。

注：然谷穴，在足内踝前大骨下陷中，肾荥水穴也。三分，三壮。主治咽肿不能纳唾，又不能出唾，恐惧如人将捕之，涎出，喘呼少气，足跗肿不得履地，寒疝，小腹胀，上抢胸胁，咳嗽唾血，喉痹，淋沥，白浊，胻酸不能久立，足一寒一热，舌纵，烦满，消渴，自汗，盗汗，痿厥，洞泄，心痛如椎刺，男子精泄，妇人无子，小儿脐风，口噤等症。

问：**太溪穴呢**？

答：踝后跟上是太溪，俞土之穴三壮分，主治心痛如椎刺，疝气牙疼病属阴。

注：太溪穴，在足内踝后五分，跟骨上动脉陷中，肾俞土穴也。三壮，三分。主治久疟，咳逆，心痛如椎刺，脉沉，手足寒至节，呕吐痰涎，口中如胶，善噫，寒疝，热病汗不出，默默嗜卧，溺黄，便难，咽肿，唾血，痃癖，腹胁痛，伤寒手足厥冷，牙齿痛等症。

问：**大钟①穴呢**？

答：溪下五分寻大钟，大骨之上两筋中，足少阴络三分壮，主治癃闭腰脊疼。

注：太钟穴，在足跟后踵中，太溪下五分，足少阴络。三分，三壮。主治呕吐，胸膈喘息，腹满便难，腰脊痛，少气，淋沥，多寒欲闭户，善惊不乐，舌干咽枯等症。

---

① 大钟：原为太钟，据《明代订正针灸大成》改，下径改。

问：水泉穴呢？

答：水泉溪下一寸许，四壮四分何病治，主治近视目眈眈，女人经病腹中刺。

注：水泉穴，在太溪下一寸。四壮，四分。主治目眈眈不能远视，女子经病，腹中痛等症。

问：照海穴呢？

答：照海内踝下四分，前后有筋阴跷生，五壮四分主何治，痫病夜发此穴寻。

注：照海穴，在足内踝下四分，前后有筋，阴跷脉生。五壮，四分。主治咽干，心悲不乐，四肢懈惰，久疟，卒疝，呕吐，嗜卧，中风，默默不知所痛，视如见星，小腹痛，妇女经逆等症。洁古曰：痫病夜发，灸阴跷照海穴；昼发，灸阳跷申脉穴是也。

问：复溜穴呢？

答：复溜踝后上二寸，肾经金穴分壮三，主治伤寒疟疾病，肠澼血痔小便难。

注：复溜穴，在足内踝上二寸，筋骨动脉陷中，肾经金穴也。五壮，三分。主治肠澼，腰脊内引痛，不能俯仰起坐，目视眈眈，善怒多言，舌干胃热，虫动涎出，足痿不收履，脉寒不自温，腹中雷鸣，腹胀如鼓，四肢肿。五种水病：青、赤、黄、白、黑，青取井，赤取荥，黄取俞，白取经，黑取合。血痔泄后肿，五淋，小便如散火，骨寒热，盗汗，汗出不止，齿龋，脉微细不见，或时无脉等症。

问：交信穴呢？

答：溜前筋骨取交信，三壮四分主何病，癃闭癀疝与气淋，女子血漏及经病。

注：交信穴，在足内踝骨上二寸，复溜前、三阴交后，

筋骨间取之。三壮，四分。主治气淋，癀疝，赤白痢，癃闭，股枢内痛，大小便难，女子血漏，阴挺出，经不调等症。

问：筑宾穴呢？

答：筑宾六寸腨分上，屈膝取之分壮三，主治癀疝癫狂病，呕吐涎沫腨痛难。

注①：筑宾穴，在足内踝上六寸腨分中。五壮，三分。主治癫疝，小儿胎疝，痛不能食乳，癫狂妄言，怒骂，吐舌，呕吐涎沫，足腨痛等症。

问：阴谷穴呢？

答：阴谷膝辅屈膝探，大筋之下小筋上，肾合水穴三分壮，主治阴痿与腹胀。

注：阴谷穴，在膝内辅骨后大筋下、小筋上，动脉，屈膝乃得，肾合水穴也。三壮，四分。主治膝痛如锥，不得屈伸，舌纵涎下，烦逆，溺难，小便急引阴痛，阴痿，股内廉痛，妇人漏下不止，腹胀满不得息，男子如蛊，女子如娠等症。

问：横骨穴呢？

答：横骨大赫下一寸，禁针三壮何病治，阴器引痛便五淋，虚竭失精内眦赤。

注：横骨穴，在大赫下一寸，阴上横骨中，有陷如仰月，曲骨外一寸。三壮，禁针。主治五淋小便不通，阴器引痛，小腹满，目赤痛，从内眦始，五脏虚竭，失精等症。

问：大赫穴呢？

答：大赫气穴下一寸，去腹中行一寸寻，五壮三分医

① 注：原为阳，毛笔涂改为注，据上下文体例改。

何病，男主阴缩女带淋。

注：大赫穴，在气穴下一寸，去腹中行各一寸。五壮，三分。主治虚劳失精，男子阴器结缩，茎中痛，目赤痛从内眦始，妇人赤带等症。

问：**气穴穴呢？**

答：气穴四满下一寸，左名气穴右子户，五壮三分何病治，奔豚气上腰脊痛。

注：气穴穴，在四满下一寸，左名气穴，右名子户，一名胞门，去腹中行各一寸。五壮，三分。主治奔豚气上引腰脊痛，泄痢不止，目赤痛从内眦始，妇人经不调等症。

问：**四满穴呢？**

答：四满中注下一寸，五壮三分主何病，积聚疝瘕肠澼寒，月经不调腹绞痛。

注：四满穴，在中注下一寸，去腹中行各一寸。五壮，三分。主治积聚，肠癖，大肠有水，脐下切痛，振寒，目内眦赤痛，妇人经不调，恶血绞痛，奔豚等症。

问：**中注穴呢？**

答：中注肓俞下一寸，去腹中行一寸论，五壮一寸何病治，便燥眦赤腰脊疼。

注：中注穴，在肓俞下一寸，去腹中行各一寸。五壮，一寸。主治小腹热，大便坚燥，腰脊痛，目内眦赤痛，女子经病等症。

问：**肓俞穴呢？**

答：肓俞商曲下二寸，平神阙外一寸寻，五壮半寸主何病，腹中积聚目赤疼。

注：肓俞穴，在商曲下二寸，平神厥各开一寸。五壮，半寸。主治腹切痛，寒疝，大便燥结，腹满，心寒，目赤

痛从内眦始等症。

问：商曲穴呢？

答：商曲石关下一寸，去腹中行寸五分，五壮五分主何病，腹中积聚目赤疼。

注：商曲穴，在石关下一寸，去腹中行各寸半。五壮，五分。主治腹痛，腹中积聚，时切痛，肠中痛，不嗜食，目赤痛从内眦始等症。

问：石关穴呢？

答：石关阴都下一寸，去腹中行各寸半，五壮五分何病治，哕呕腹疼便淋患。

注：石关穴，在阴都下一寸，去腹中行各寸半。五壮，五分。主治哕噫呕逆，腹痛气淋，小便黄，大便不通，心下坚满，脊强不利，多唾，目赤痛从①内眦始，妇人无子，脏有恶血，血上冲腹，痛不可忍等症。

问：阴都穴呢？

答：阴都通谷下一寸，去中寸半分壮三，主治疟疾心烦满，胁热腹胀目赤探。

注：阴都穴，一名食宫，在通谷下一寸，去腹中行各寸半。三壮，三分。主治寒热疟疾，心下烦满，肠鸣腹胀，气抢胁下痛，目赤痛从内眦始等症。

问：通谷穴呢？

答：通谷幽门下一寸，去腹中行寸半寻，三壮三分主何病，喑喎疝癖目赤疼。

注：通谷穴，在幽门下一寸，去腹中行各寸半。三壮，三分。主治口喎，饮食喜呕，暴喑不能言，疝癖胸满，食

---

① 从：原缺，据《明代订正针灸大成》补。

不化，心神恍惚，目赤痛从内眦始等症。

问：**幽门穴**呢？

答：幽门巨阙旁寸半，五壮五分主何病，小腹胀满呕吐烦，泄利脓血目眦患。

注：幽门穴，在巨阙旁寸半。五壮，五分。主治小腹胀满，呕吐涎沫，喜唾，心下烦闷，不嗜食，里急，泄利脓血，目赤痛从内眦始，女子心痛，气逆喜吐，饮食不下等症。

问：**步廊穴**呢？

答：步廊神封下寸六，去胸中行二寸居，仰取五壮三分刺，胸胁臂痛喘息医。

注：步廊穴，在神封下寸六分，去胸中行各二寸，仰取。五壮，三分。主治胸胁支满，痛引胸，鼻塞不通，呼吸少气，咳逆，呕吐，不嗜食，臂不得举等症。

问：**神封穴**呢？

答：神封灵墟下寸六，五壮三分何病医，主治胸满不得息，咳呕乳痈洒淅奇。

注：神封穴，在灵墟下一寸六分陷中，去胸中行各二寸，仰取。五壮，三分。主治胸满不得息，咳逆，乳痈，洒淅呕吐，恶寒，不嗜食等症。

问：**灵墟穴**呢？

答：灵墟神藏一寸六，五壮三分何病医，主治胸腹支满痛，咳逆呕吐食不思。

注：灵墟穴，在神藏下一寸六分。五壮，三分。主治胸腹支满，痛引胁下，咳逆呕吐，不嗜食等症。

问：**神藏穴**呢？

答：神藏或中下寸六，五壮四分何病属，主治呕吐咳逆殃，胸满不食气喘促。

注；神藏穴，在彧中下一寸六分。五壮，四分。主治咳喘不得息，呕吐，胸满，不嗜食等症。

问：彧中穴呢？

答：彧中俞府下寸六，五壮四分主治同，咳逆喘息食不下，胸胁支满涎唾从。

注：彧中穴，在俞府下一寸六分。五壮，四分。主治咳逆，喘不能息，食不下，胸胁支满，涎出多唾等症。

问：俞府穴呢？

答：俞府璇玑旁二寸，气舍之下仰取正，三壮四分何病医，主治呕逆胀喘症。

注：俞府穴，在璇玑旁二寸，气舍下，仰取。三壮，四分。主治咳逆上气，呕吐喘咳，腹胀不下饮食，胸中痛，久喘灸七壮效。

第十八章　肾经解说

问：肾经解说呢？

答：太阳经终足小指之外，少阴经即起足小指之下，以见一表一里，相趋应也。起足心，循内踝，太阳行外踝，少阴行内踝，上股贯脊，属肾络膀胱，脏与腑所以交通。循喉咙者，肾上连肺，声音出于肺，而生于肾也。挟舌本者，肾主液，所以出于口也。其支者，出络心，以见心肾相交，坎离互济之义耳。涌泉穴，为肾脉极底，最忌疮漏泄气。太溪在内踝后，足跟骨上，此处有动脉，内经皆以为诊。凡病且死，此脉不绝者，尚可救活。阴谷穴，在膝内侧辅骨之际，又上股入小腹，络膀胱。循脐旁一寸，名肓俞穴，谓肓膜之要会在此也。上络心，循喉咙，挟舌本，虽不列穴名，而肾经之主化，在络心循喉挟舌处为尤多。舌下廉泉，尤津道之要也。又开窍于二阴，前阴是膀胱下口，主出溺。膀胱者，肾之府也。肾主水，化气化水，从前阴而出，故前阴系肾之窍。又前阴有精窍与溺窍相附，而各不同。溺窍内通于膀胱，精窍则内通胞室，女子受胎，男子藏精之所，尤为肾之所司。故前阴有病溺窍者，有病精窍者，不可不详辨也。后阴是大肠下口，宜属脾胃，然其体在下，以部位言之，凡在下者皆肾所司。肾液充腹，则肛门不结；肾气充摄，则不脱肛。惟其二阴，皆属肾窍，故经言肾为胃关，以饮食之质皆从二阴出也。西医图书二阴甚悉，然不知二阴究属何脏，所以治法不精。今按肾开窍于二阴，而前阴之病多出心肝，后阴之病多由脾胃。又以耳为肾窍，与心开窍于舌之义相同，总见五脏错综，互相通贯也。肾形如豆，又似猪腰子，肾中有油膜一条，贯于脊骨，是为肾系。此系下连网膜，又有气管由肺而下，附脊，循行下人肾系，而透入网膜，连于丹田。两肾属水，中间肾系属火，即命门也。命门为三焦膜油发源之所，故命门相火布于三焦，焦即油膜也。旧说多误，西医析言之，而不能会通也。（详考内经自见）又肾靠脊而生有膏油遮掩，附肾有薄膜包裹，西医名为肾衣，此衣发于肾系，乃三焦之源也。肾系，是油膜层叠结束而成一条贯脊系中，内窍通脊髓，最深之窍也。其次为气管，外通于鼻，以吸天阳，下入丹田，为生气之根。又其次为溺窍，水人胃，散膜膈中，以入肾系，合为溺窍，透入下焦，乃入膀胱。西医但言气管、溺管而不知化精通髓，尤有一管。名曰命门者，水中之阳，外通天气，为生命之根源也。内经未言溺过肾中，然读三焦为水道，膀胱为水府，肾为三焦膀胱之①主，其司溺从可知矣。在天为寒，在地为水，在体为骨，在色为黑，在音为羽，在声为呻，在变动为慄，在窍为耳，在味为咸，在志为恐，在液为唾，其荣为发，其臭为腐，其数六，其谷豆，其畜豕，其虫麟，其果栗，其菜藿。

第十九章　手厥阴心包络经穴歌注

问：心包络左右共十八穴，系何名？在何处？主治何病？

答：厥阴心包何处得，乳外二寸天池索，三壮三分主何疾，四肢不举兼痎疟。

注：天池穴，在乳外二寸，去乳中二寸五分。三壮，三分。主治胸中有声，胸膈烦满，热病汗不出，头痛，四肢不举，腋下肿，上气痎疟，臂痛，目䀮䀮不明等症。

问：天泉穴呢？

答：天泉腋下二寸寻，三壮六分主何因，胸胁支满兼臂痛，风寒心痛目不明。

注：天泉穴，在腋下二寸，举臂取之。三壮，六分。主治目䀮䀮不明，恶风寒，心病胸胁支满，咳逆背疼，臂内廉痛等症。

问：曲泽穴呢②？

答：曲泽肘内寻动脉，大筋内侧横纹得，三壮三分主何灾，心痛气逆肘臂掣。

---

① 之："之"原在"胱"之前，据《内经》改。
② 呢，原在"穴"前，据文意改。

注：曲泽穴，在肘内廉陷中，大筋内侧横纹中，有动脉，包络合水穴也。三壮，三分。主治心痛善惊，身热烦渴，口干逆气，呕吐涎沫，身热风疹，臂肘手腕不时动摇等症。

问：郄门穴呢？

答：郄门去腕四寸齐，五壮三分何病医，主治吐疝心胃病，惊恐畏人神气离。

注：郄门穴，在掌后去腕四寸。五壮，三分。主治呕血，衄血，心痛，惊恐，神气不足等症。

问：间使穴呢？

答：间使去腕三寸逢，包络经金穴最崇，五壮三分主何治，心悬胸结霍乱通。

注：间使穴，在掌后去腕三寸，两筋间陷中，包络经金穴也。五壮，三分。主治伤寒结胸，心悬如饥，卒狂，恶风寒，呕沫少气，掌中热，腋肿肘挛，卒心痛，多惊，中风，气塞涎上，昏危不语，咽中如梗，霍乱干呕，妇人经不调，血结成块，小儿客忤等症。

问：内关穴呢？

答：内关去腕才二寸，三壮五分主何病，失志心痛胸肘挛，虚则头强补之应。

注：内关穴，在掌后去腕二寸，两筋间。三壮，五分。主治失治心痛，目痛，支满，肘挛。实则心痹痛，泻之；虚则头强，补之。

问：大陵穴呢？

答：大陵掌后两筋中，三壮三分俞土名，主治手臂腋心病，小便赤黄疮疹痛。

注：大陵穴，在掌后两筋间陷中，包络俞土穴也。三

壮，三分。主治热病汗不出，手心热，肘臂廉痛，腋肿，善笑不休，烦心，心悬若饥，心痛掌热，喜悲泣惊恐，目赤黄，小便如血，狂言不乐，喉痹，口干，身热，头痛，短气，胸胁痛，干疮疥癣等症。

问：劳官穴呢？

答：劳宫掌内屈指探，包络荥火分壮三，主治中风悲恐笑，胸胁支满身目黄。

注：劳宫穴，在掌中央动脉，屈中指无名指两间取之，包络荥火穴也。三壮，三分。主治中风，善恐，悲笑不休，手痹，热病汗不出，胁痛不可转侧，大小便血，衄血不止，气逆呕哕，烦渴，饮食不下，口中腥臭，口疮，胸胁支满，黄疸目黄，小儿龈烂等症。

问：中冲穴呢？

答：中冲中指内侧觅，井木之穴分壮一，主治心痛舌强殃，烦闷热病汗不出。

注：中冲穴，在手中指内侧，去爪甲角如韭叶，陷中，包络井木穴也。一壮，一分。主治热病烦闷，汗不出，掌中热，身如火，心痛烦满，舌强等症。

第二十章　心包络解说

问：心包络解说呢？

答：包络一名膻中。

按：膻即胸前膈膜，周回连着胁脊，以遮浊气；膈膜名膻，而居膻之中者，则是心包络。旧注以膜为膻中，不知膜遮浊气，只是上焦一大膜耳。不能代心宣化，何得名臣使之官。惟心包络则相心布令，居于膻膈之中，故名膻中。属相火，又主血，以血济火，则和而不烈，故主喜乐。心忧者，包络之火不宣也。心过喜者，包络之火太盛也。西医言：心上半有夹膜裹之，即包络之谓也，但西医不知包络所司何事。

按：手厥阴包络之脉，起于胸中，属心包络，下膈历三焦，出腋入肘，抵掌中，循中指之端。包络上连肺系，由肺系连及于心内之四面，皆是油膜，又下为膈膜，又下为纲油膜。所谓膜者，皆三焦也，三焦与包络相通，其迹如此，故包络之脉，下膈历三焦也。出腋入肘，抵掌中，循中指之端，故中指历心，亦由于此。包络与三焦，只一膜油相连，故其脉从三焦至胸中，而归并于心包。出于乳后二寸，腋下三寸之间，名天池穴。脉过腋下，至肘抵曲肘陷中，名曲泽穴（刺痧疫多取此出血，以泻心包之邪也）。大陵在掌后两筋之间，又中指之末名中冲（一作冲良），孕妇则此脉动，足见心包血旺也。

第二十一章　手少阳三焦经穴歌注

问：三焦经左右共四十六穴，系何名？在何处？主治何病？

答：三焦名指外关冲，井金之穴分壮一，主治喉痹卷舌干，霍乱气逆目生翳。

注：关冲穴，在手小指次指外侧，去爪甲角如韭叶，三焦井金穴也。一壮，一分。主治喉痹，舌卷，口干，头痛，霍乱，胸中气噎不嗜食，臂肘痛，目生翳膜，视物不明等症。

问：**液门穴呢?**

答：液门小次岐骨间，荥水之穴分壮三，主治惊悸咽外肿，寒疟臂痛暴耳聋。

注：液门穴，在小指次指歧骨间陷中，三焦荥水穴也。三壮，三分。主治惊悸妄言，咽外肿，寒厥，手臂痛不能自上下，痎疟寒热，目赤涩，头痛，暴喑，耳聋，齿龋等症。

问：**中渚穴呢?**

答：中渚次指本节后，俞木之穴分壮三，主治耳聋头目痛，肘臂不举五指殃。

注：中渚穴，在手小指次指本节后陷中，液门下一寸，三焦俞木穴也。三壮，三分。主治热病汗不出，目眩，头痛，耳聋，目生翳膜，久疟，咽肿，肘臂痛，五指不得屈伸等症。

问：**阳池穴呢?**

答：阳池表腕有穴存，脉过为原三壮分，主治消渴与烦闷，手腕肩臂伤损伦。

注：阳池穴，在手表腕上陷中，三焦脉过为原。三壮，三分。主治消渴，口干，烦闷，寒热疟，或因折伤手腕、捉物不得，肩臂疼不能举等症。

问：**外关穴呢?**

答：腕后二寸寻外关，三壮三分仔细看，主治耳聋并指痛，臂肘拘挛此穴安。

注：外关穴，在手腕后二寸，两骨间，与内关相对，手少阳络也。三壮，三分。主治耳聋浑浑焞焞无闻，五指尽痛，不能握物，及手臂不得屈伸等症。

问：**支沟穴**呢？

答：支沟腕上三寸约，经火之穴两筋索，七壮二分何病治，肩臂胁腋四肢药。

注：支沟穴，在腕后臂外三寸，两筋间陷中，三焦经火穴也。七壮，二分。主治热病汗不出，肩臂酸重，胁腋肿痛，四肢不举，霍乱呕吐，口噤不开，暴喑不能言，心闷不已，卒心痛，伤寒结胸，干疮疥癣，妇人经脉不通，产后血晕，不省人事等症。

问：**会宗穴**呢？

答：会宗三寸空中求，沟旁一寸无令错，禁针七壮何病治，五痫肤痛耳聋着。

注：会宗穴，在腕后三寸，支沟旁一寸。禁针，七壮。主治五痫，肌肤痛，耳聋等症。

问：**三阳络**呢？

答：沟上一寸臂大脉，三阳络穴之所宅，禁针七壮何病治，喑哑耳聋肢反折。

注：三阳络穴，在支沟之上一寸，臂上大交脉中。七壮，禁针。主治暴喑哑，耳聋，嗜卧，四肢不欲动摇等症。

问：**四渎穴**呢？

答：四渎肘前五寸间，三壮六分阳络上，主治暴气耳聋症，下齿龋痛此穴详。

注：四渎穴，在肘前五寸，三阳络上是穴。三壮，六分。主治暴气耳聋，下齿龋痛等症。

问：**天井穴**呢？

答：天井肘上一寸侧，叉骨罅中屈肘得，合土之穴分壮三，主治瘰疬偏风捷。

注：天井穴，在肘后大骨后，肘上一寸，辅骨上两筋

叉骨罅中，三焦合土穴也。三壮，三分。主治心胸痛，咳逆上气，短气不得语，唾脓不嗜食，发寒热，不得卧，惊悸，瘈疭，癫狂，五痫，风痹，耳聋，嗌肿，喉痹，汗出，目眦痛，颊肿痛，耳后臑肘痛，中风默默不知所痛，悲伤不乐，脚气上攻，嗜卧，扑伤，腰髋疼，振寒，颈项痛等症。

问：清冷渊呢？

答：肘上二寸清冷渊，三壮三分何病痊，主治肩痹臂臑痛，若针此穴即安然。

注：清冷渊穴，在肘上二寸，伸肘臂取之。三壮，三分。主治肩痹痛，臂臑不能举等症。

问：消泺穴呢？

答：消泺臂外肘分索，三壮一分何病药，主治喉痹颈项强，头痛癫疾此穴着。

注：消泺穴，在肩下臂外间，腋斜肘分下。三壮，一分。主治风痹，颈项强急、肿痛，寒热头痛，癫疾等症。

问：臑会穴呢？

答：臑会肩头三寸前，五壮三分何病研，主治臂酸不能举，项瘿气瘤肩胛牵。

注：臑会穴，在肩前廉，去肩头三寸宛宛中。五壮，五分。主治臂痛酸，无力不能举，寒热肩肿，引胛中痛，项瘿气瘤等症。

问：肩髎穴呢？

答：肩髎肩端臑上通，三壮七分主治同，臂痛肩重难伸屈，举臂取之此穴中。

注：肩髎穴，在肩端臑上陷中，举臂取之。三壮，七分。主治臂痛，肩重不能举等症。

问：天髎穴呢？

答：天髎盆上毖骨际，有空起肉上便是，三壮八分何病治，肩臂缺盆颈项疾。

注：天髎穴，在肩缺盆上，毖骨际有空起肉上是穴。三壮，八分。主治胸中烦闷，肩臂酸疼，缺盆中痛，汗不出，颈项急，寒热等症。

问：天牖穴呢？

答：天牖傍颈后天容，柱前骨下发际中，三分禁灸主何治，耳聋目眩头项疼。

注：天牖穴，在项大筋外、天容后、天柱前。禁灸，三分。主治耳暴聋，目不明，夜梦颠倒，头风面肿，项强不得回顾，目中痛等症。

问：翳风穴呢？

答：翳风耳后尖角中，七壮三分主治同，耳眼口牙项颊病，小儿喜欠此穴寻。

注：翳风穴，在耳后尖角陷中，按之引耳中痛。七壮，三分。主治耳鸣耳聋，口眼㖞斜，脱颔颊肿，口噤不语，又不能开，牙车急，小儿喜欠等症。

问：瘈脉穴呢？

答：瘈脉耳后鸡足逢，三壮一分主治同，耳目头风呕泄病，小儿瘈疭此穴寻。

注：瘈脉穴，在耳后鸡足络脉处。三壮，一分。主治头风，耳鸣，小儿惊痫，瘈疭，呕吐，泄痢无时，惊恐，目睛不明等症。

问：颅息穴呢？

答：颅息耳后青络脉，三壮一分何病克，主治耳鸣肿出脓，瘈疭发痫卧不得。

注：颅息穴，在耳后青络脉端。三壮，一分。主治耳鸣，耳痛，喘息，小儿呕吐涎沫，瘛疭发痫，胸胁相引，身热头痛，不得卧，耳肿出脓汁等症。

问：角孙穴呢？

答：角孙耳廓开有空，三壮三分主何因，医治唇吻齿牙疾，耳目不利头项侵。

注：角孙穴，在耳廓中间，开口有空。三壮，三分。主治目生翳，齿龈肿，唇吻强，齿牙不能嚼物，齿龋，头项强等症。

问：丝竹空呢？

答：丝竹眉后陷中探，三壮五分主何殃，目眩头疼风痫疾，目睫毛倒偏发狂。

注：丝竹穴穴，一名太阳穴，在眉后陷中。三壮，五分。主治目眩，头痛，目赤，视物晾晾不明，眼睫毛倒，恶风寒，风痫目不识人，发狂吐涎沫，发即无时，偏正头疼等症。

问：和髎穴呢？

答：和髎耳前锐发同，三壮七分动脉中，主治头痛牙车急，颈项耳鼻肿痛痈。

注：和髎穴，在耳前锐发下动脉中。三壮，七分。主治头重头痛，牙车引急，颈额肿，耳中嘈嘈，鼻涕风寒，鼻准上肿，痈痛，瘛疭，口噼等症。

问：耳门穴呢？

答：耳门耳珠当耳缺，禁灸三分何病抉，主治聤耳鸣无闻，齿龋唇吻开不得。

注：耳门穴，在耳前起肉，当耳缺陷中。三分，禁灸。主治耳鸣如蝉声，聤耳脓汁出，耳生疮，重听无闻，齿龋，

唇吻强等症。

第二十二章　三焦经解说

问：三焦经解说呢？

答：手少阳三焦之脉，起手小指次指之端，循手表上贯肘，入缺盆，布膻中，络心包络下膈，属三焦，支者出耳上角。三焦根于肾系，下为胞室，为下焦；中为连纲，附着小肠，为中焦；上为胸膈，又循胸而上，统名为膻，上连肺系，而下入为心包络。故三焦与命门同司相火，以其油膜相连也，三焦与心包络相表里，亦以其油膜从膻膈而上入为包络也。三焦经脉贯肘，故肘上消泺，清冷渊穴，种牛痘能发出肾中之毒。亦以三焦之源，根于肾系故也。少阳为冲阳，故第一穴名关冲。小指、次指陷中名中渚，抵掌后高骨，凡三焦气旺者，此骨乃高起。上至肘外大骨缝中，名天井穴。再上二寸，名清冷渊，以与手太阳经会，而合于寒水之气也。再上至肘外对腋为消泺穴，言其主相火也，上至缺盆天髎穴，即内入心包，散行下膈，而属于三焦，至缺盆合为一脉。支者更上耳后尖骨陷中，名翳风穴。再上为瘈脉穴。风瘈皆肝筋所主，而焦膜乃生筋之源也，故此二穴，有此二名。又绕耳前为耳门穴，至眉尾空窍为丝竹穴，具见肾开窍于耳，而三焦属肾，故其经绕耳以应之也。

按：焦字古作膲，即人身之膜膈，所以行水也。今医皆谓水至小肠下口，乃渗漏入膀胱，非也。《医林改错》及西医均笑斥之。盖自唐以后，皆不知三焦为何物。西医云：饮水入胃，胃之四面，皆有微丝血管，吸出所饮之水，散走膜膈，达入连纲油膜之中，而下入膀胱。西医所谓连纲，即是膜膈，即俗所谓纲油，并周身之膜皆是也。纲油连着膀胱，水因得从纲油中渗入膀胱，即古所名三焦者，决渎之官，水道出焉是矣。三焦之根，出于肾中。两肾之间，有油膜一条，贯于脊骨，名曰命门，是为焦原。从此系发生板油，连胸前之膈，以上循胸中，入心包络，连肺系，上咽，其外出为手背胸前之腠理，是为上焦；从板油连及鸡冠油，着于小肠，其外出为腰腹之腠理，是为中焦；从板油连及纲油，后连大肠，前连膀胱，中为胞室，其外出肾茎，少腹之腠理，是为下焦。人饮之水，由三焦而下膀胱，则决渎通快。如三焦不利，则水道闭，外为肿胀矣。西医知连纲之形甚悉，然不名三焦，又不知连纲源头，并其气化若何，皆不知也。

又按：少阳属肾，谓三焦相火，其根在命门。肾上连肺，谓金水相生。而膀胱为府，故曰肾将两脏而配三焦、膀胱两府。难经以左肾为肾，右肾为命门，或另有取义。然则言五脏六腑者，举其要也，言六脏六腑者，备其物也，再加命门，而为七脏六腑，又其零也。盖天地阴阳奇偶，不无零正，参伍错综，以尽其变。人之脏腑应之，所以经有奇经，而脏腑亦有奇零欤。少阴属肾，肾上连肺，故将两脏。三焦者，中渎之府也，水道出焉。属膀胱，是孤府也，是六府之所与合也。上言肾合膀胱，此又言肾合三焦，盖以少阳为水中之阳，是为相火。属肾者，属于肾中命门也。命门即肾系，同肾系生连纲油膜，是为下焦，中生板油，是为中焦；上生膈膜，是为上焦。其根源，实出于肾系，肾系即命门也。命门为相火之根，三焦根于命门，故司相火而属于肾。夫肾具水火，合三焦者，是相火所合也。又云肾上连肺者，金水相生，是水阴之所合也。故肾虽一脏，而将为两脏矣。

肾主水，而行水之府，实为三焦。三焦即人身油膜，连肠胃及膀胱，食入于胃，由肠而下，饮水入胃，则胃之四面均有微管，将水吸出，散走膜膈，此膈即三焦也。水由上焦，历肝膈，透肾系，入下焦油膜，以达膀胱。故三焦者，中渎之府，水道出焉。属膀胱者，谓三焦与膀胱相联属也。是孤之府者，谓五脏各配五腑，而三焦司肾水之决渎，又独成一府也。是六府之所与合句，又总言六府合五脏，相合而成功也。中国自唐宋后，不知三焦为何物，是以医法多讹。西医称为连纲，知其物矣。然不知其发源何处，所司何气，是以知犹不知。故将两脏之将，当读如将帅之将。言少阳三焦，下连属于肾，上连属于肺，肾肺相悬，全赖少阳三焦，以联络之。然则少阳一府，故已统帅两脏，如一将而将两营也。孤府云者，言少阳三焦，独成一府，极其广大，故统两脏。又言属膀胱者，是三焦下出之路，足见自肺至膀胱，从上而下，统归三焦也。

谨按：三焦之源，即发于肾系，故肾与三焦相通。三焦为肾行水、化气，故肾病宜调和三焦。譬如肾气丸，用苓泄以利三焦之水；保元汤，用黄芪以充三焦之气是矣。三焦病不能行水，则宜滋肾阴；不能化气，则宜补肾阳。近医不知三焦为何物，西医称连纲，不名三焦，且又不知肾系为三焦之根，安知人生气化哉。

第二十三章　足少阳胆经穴歌注

问：足少阳胆经左右共八十八穴，系何名？在何处？主治何病？

答：少阳瞳髎起目外，去眦半寸分壮三，主治目翳青　079

盲眼，头痛喉痹此穴探。

注：瞳子髎穴，去目外去眦五分。三壮，三分。主治目痒翳膜，青盲无见，远视䀮䀮，赤痛泪出，内眦痒，头痛，喉痹等症。

问：听会穴呢？

答：听会耳前陷中寻，张口得之动脉中，五壮三分主何治，耳牙口齿肢病从。

注：听会穴，在耳微前陷中，动脉宛宛中，张口得之。五壮，三分。主治耳鸣，耳聋，牙车脱不能嚼物，齿痛恶寒物，狂走，瘛疭，恍惚不乐，中风口喎斜，手足不遂等症。

问：上关穴呢？

答：上关耳前开有空，七壮一分主治同，唇吻口眼偏喎病，耳聋牙龋瘛疭寻。

注：上关穴，一名客主人，在耳前骨上，开口有空，张口取之。七壮，一分。主治唇吻强上，口眼喎斜，青盲，䀹目，目䀮䀮，恶风寒，牙齿龋，口噤不开，嚼物不得，耳鸣，耳聋，瘛疭沫出，寒热痉引骨痛等症。

问：颔厌穴呢？

答：颔厌颞颥上廉系，三壮七分主何治，风眩惊痫手腕疼，耳目颈疼汗出症。

注：颔厌穴，在颞颥上廉。三壮，七分。主治偏头痛，头风，目眩，惊痫手卷，手腕痛，耳鸣，目无见，目外眦急，好嚏，颈痛，汗出等症。

问：悬颅穴呢？

答：悬颅正在颞颥端，三壮三分主治同，头面耳牙皆肿痛，身热鼻浊衄蔑从。

注：悬颅穴，在颞颥端。三壮，三分，主治头痛，牙齿龋牙齿痛，面肤赤肿，热病烦满汗不出，偏头痛，引目外眦赤，身热，鼻洞浊下不止，传为龂蔑，瞑目等症。

问：悬厘穴呢？

答：悬厘颞颥下廉看，三壮三分何病探，头面痛肿不欲食，中焦热病锐眦黄。

注：悬厘穴，在颞颥下廉。三壮，三分。主治面皮赤肿，偏头痛，烦心不欲食，中焦客热，热病汗不出，目锐眦赤痛等症，

问：曲鬓穴呢？

答：曲鬓掩耳正尖上，鼓颔有空分壮三，主治牙车颊颔肿，脑痛巅风颈项强。

注①：曲鬓穴，在耳上发际曲隅陷中，鼓颔有空，掩耳取之。三壮，三分。主治颔颊肿，引牙车不得开，急痛，口噤不能言，颈项不得回顾，脑两角痛，为巅风，引目眇等症。

问：率谷穴呢？

答：率谷耳上寸半看，嚼而取之分壮三，主治牙车颊颔肿，脑痛巅风颈项强。

注：率谷穴，在耳上入发际一寸半陷中，嚼取。三壮，三分。主治痰气膈痛，脑两角强痛，头重，醉后酒风，皮肤肿，胃寒，饮食烦满，呕吐不止等症。

问：本神穴呢？

答：本神寸半曲差旁，直上发际四分间，七壮三分主何治，惊痫癫疾偏风探。

---

① 注：原为"阳"，毛笔批改过，据上下文改。

注：本神穴，在曲差旁寸半，直上发际四分。七壮，三分。主治惊痫吐涎沫，颈项强痛，目眩，胸相引不得转侧，癫疾，呕吐涎沫，偏风等症。

问：阳白穴呢？

答：阳白眉上一寸取，三壮三分直瞳子，主治瞳痒目上视，背膝寒慄目痛眵。

注：阳白穴，在眉上一寸，直瞳子正视取之。三壮，三分。主治瞳子痒痛，目上视，远视䀮䀮，昏夜无见，目痛目眵，背膝寒慄，重衣不得温等症。

问：临泣穴呢？

答：临泣入发际五分，直瞳目上取之真，禁灸三分何病治，惊痫中风目鼻寻。

注：临泣穴，在目上直入发际五分陷中，令患者直睛取之。禁灸，三分。主治目生白翳，目泪，枕骨合颅痛，恶寒，鼻塞，惊痫，反视，目外眦痛，卒中风，不识人等症。

问：目窗穴呢？

答：目窗临泣后寸半，五壮三分何病治，头旋目眩视不明，面目浮肿寒热症。

注：目窗穴，在临泣后寸半。五壮，三分。主治目赤痛，忽头旋，目䀮䀮远视不明，头面浮肿，头痛，热病汗不出等症。

问：正营穴呢？

答：正营目窗后寸五，禁针三壮何病取，主治头项偏痛风，唇吻急强目眩齲。

注：正营穴，在目窗后寸半。禁针，三壮。主治目眩，头项偏痛，牙齿齲痛，唇吻强急等症。

问：承灵穴呢？

答：承灵正营后寸半，禁针三壮主何患，医治脑风头痛殃，鼽衄喘息气不顺。

注：承灵穴，在正营后寸半。禁针，三壮。主治脑风头痛，恶风寒，鼽衄，鼻塞，喘息等症。

问：天冲穴呢？

答：天冲耳上二寸逢，七壮三分何病从，主治癫疾和风痉，龈肿头痛惊恐中。

注：天冲穴，在耳后上入发际二寸。七壮，三分。主治癫疾，风痉，牙龈肿，惊恐，头痛等症。

问：浮白穴呢？

答：浮白耳后上寸得，七壮二分何病索，足疾耳聋颈项瘿，肩臂不举发寒热。

注：浮白穴，在耳后入发际一寸。七壮，二分。主治足不能行，耳聋耳鸣，齿痛，胸满不得息，胸痛，颈项端瘿痈肿不能言，肩臂不举，喉痹，咳逆痰沫，耳鸣嘈嘈无所闻等症。

问：窍阴穴呢？

答：窍阴枕下动有空，七壮三分完上通，主治转筋头目痛，耳鸣舌衄肢痈痛。

注：窍阴穴，在完骨上，玉枕下，动摇有空。七壮，三分。主治四肢转筋，目痛，头项颌痛，引耳嘈嘈，耳鸣无所闻，舌本出血，骨劳，痈疽发厉，手足烦热，汗不出，舌强，胁痛，咳逆，喉痹等症。

问：完骨穴呢？

答：完骨耳后四分中，七壮三分何病从，主治足痿牙车急，头风耳痛癫疾痫。

注：完骨穴，在耳后入发际四分。七壮，三分。主治足痿失履不收，牙车急，颊肿，头面肿，颈项痛，头风耳后痛，烦心，小便赤黄，喉痹，齿龋，口眼㖞斜，癫疾等症。

问：脑空穴呢？

答：脑空正侠玉枕骨，风池二穴上陷中，三壮五分主何治，目眩心悸及头风。

注：脑空穴，在风池二穴之上，侠玉枕骨下陷中。三壮，五分。主治劳疾羸瘦体热，颈项强不得回顾，头重痛不可忍，目瞑，心悸，发即为癫风，引目眇，鼻痛。魏武帝患头风，发即心乱目眩，华陀针脑空立愈。

问：风池穴呢？

答：风池后发际陷中，项后六行下脑空，七壮三分何病主，背腰头目颈筋风。

注：风池穴，在项后脑空下，发际陷中，按之引耳中痛。三分，七壮。主治洒淅寒热，伤寒，温病汗不出，目眩，偏正头痛，咳疟，颈项如拔，痛不得回顾，目泪出，欠气，鼻衄衄，目内眦赤痛，气发耳塞，目不明，腰背俱疼，腰伛偻颈筋无力不收，中风气塞涎上不语昏危，瘿气等症。

问：肩井穴呢？

答：肩井肩前寸半看，缺盆之上中指探，五壮五分看主治，针深晕眩三里匡。

注：肩井穴，一名膊井，在肩上陷中，缺盆上大骨前一寸半。五壮，五分。主治中风气塞涎上不语，气逆，妇人难产，坠胎后手足厥逆，针此穴立愈。头项痛，五劳七伤，两手不得向头。若针深闷倒，急补足三里穴。

问：渊腋穴呢？

答：渊腋腋下三寸里，禁灸三分举臂取，主治寒热马刀伤，胸满无力臂不举。

注：渊腋穴，在腋下三寸宛宛中，横去胸蔽骨八寸五分。禁灸，三分。主治寒热马刀伤，胸满无力，臂不举等症。（再凡马刀伤，溃烂者死，寒热者生。）

问：辄筋穴呢？

答：辄筋平前复一寸，去胸蔽骨七五分，平直两乳侧卧取，三壮六分胆募名。

注：辄筋穴，在腋下三寸，复平渊液穴前一寸，三肋端，横去胸蔽骨七寸五分，侧卧平直两乳，屈上足取之。胆之募，足太阳、少阳之会。三壮，六分。主治胸中暴满，不得卧，太息，善悲，小腹热多唾，言语不正，四肢不收，呕吐宿汁，吞酸等症，

问：日月穴呢？

答：日月期门下五分，五壮七分何病求，主治太息善悲唾，言语不正肢不收。

注：日月穴，在期门下五分。五壮，七分。主治太息，善悲，小腹热，多唾，言语不正，四肢不收等症。

问：京门穴呢？

答：京门监骨腰间取，肾募季肋本侠脊，三壮三分何病医，主治洞泄不得息。

注：京门穴，一名气俞，一名气府，在腰中季胁本，侠脊，脐上五分，去腹中行各九寸，肾之募。三壮，三分。主治肠鸣小腹痛，肩背寒痉，肩胛内廉痛，腰痛不得俯仰久立，寒热腹胀，引背不得息，水道不利，溺黄，小腹急肿，肠鸣，洞泄，髀枢引痛等症。

问：**带脉穴呢？**

答：带脉季肋寸八分，七寸五分去胸中，五壮六分主何病，妇人经带此穴祟。

注：带脉穴，在季肋下一寸八分陷中，脐上二分，去腹中行各开七寸半。五壮，六分。主治腰腹痛，妇人小腹痛，里急后重，瘦疚，月事不调，赤白带下等症。

问：**五枢穴呢？**

答：五枢带下三寸存，五壮五分主何因，医治疝癖气攻胁，男子寒疝女带经。

注：五枢穴，在带脉下三寸。五壮，五分。主治疝癖，小肠、膀胱气攻胁，男子寒疝，阴卵上入小腹痛，妇人赤白带下等症。

问：**维道穴呢？**

答：维道章下五三分，三壮八分主治同，呕逆不止不嗜食，三焦不调水肿侵。

注：维道穴，在章门下五寸三分。三壮，八分。主治呕逆不止，水肿，不嗜食等症。

问：**居髎穴呢？**

答：居髎章下八三分，三壮八分监骨寻，主治腰引小腹痛，胸臂挛急肩臂疼。

注：居髎穴，在章门下八寸三分，监骨下陷中。三壮，八分。主治腰引小腹痛，肩引胸背挛急，手臂不得举等症。

问：**环跳穴呢？**

答：环跳髀枢侧卧取，十壮一寸何病拟，冷风湿痹腰胯疼，半身不遂与脚气。

注：环跳穴，在髀枢，侧卧，伸下足，屈上足，足踵到处是穴。十壮，一寸。主治冷风湿痹不仁，风疹遍身，

半身不遂，腰胯痛，膝不得转侧伸缩等症。（仁寿宫患脚气偏风，甄权奉敕针环跳、阳陵泉、阳辅、巨虚下廉，而能起行。环跳穴痛，恐生附骨疽。）

问：**风市穴呢？**

答：两手着脚风市谋，膝上外廉两筋求，五壮五分主何治，一切脚气此穴优。

注：风市穴，在膝上外廉两筋间，以手着腿，中指尽处是穴。五壮，五分。主治中风，腿膝无力，脚气，浑身瘙痒等症。

问：**中渎穴呢？**

答：中渎在膝上五寸，髀外分肉间陷中，五壮五分何病主，筋痹不仁此穴寻。

注：中渎穴，在髀外膝上五寸，分肉间陷中。五壮，五分。主治腿脚痛，筋痹不仁等症。

问：**阳关穴呢？**

答：阳关陵上犊鼻外，禁灸五分何病针，主治风痹不仁症，腿膝疼痛难伸屈。

注：阳关穴，一名阳陵，在阳陵泉上二寸，犊鼻外廉陷中。禁灸，五分。主治风痹不仁，膝痛不可屈伸等症。

问：**阳陵泉呢？**

答：阳陵膝品下寸寻，胻骨外廉两骨中，七壮六分合土穴，能医冷痹及偏风。

注：阳陵泉，在膝下品骨下一寸，外廉陷中，胆合土穴也。七壮，六分。主治膝伸不得屈，髀枢膝骨冷痹，脚气，偏风半身不遂，脚冷无血色，头面肿，足筋挛等症。

问：**阳交穴呢？**

答：阳交外踝斜七寸，三壮六分医何病，胸满膝痛足不收，喉痹面肿惊狂症。

注：阳交穴，一名别阳，一名足髎，在足外踝上七寸，斜属少阳分肉间。三壮，六分。主治胸满肿，膝痛，足不收，寒厥，惊狂，喉痹面肿，寒疝，膝胻不收等症。

问：外丘穴呢？

答：外丘踝上七寸寻，三壮三分主何因，胸胁痿痹颈项痛，小儿胸部似龟形。

注：外丘穴，在外踝正上七寸。三壮，三分。主治胸腹胀满，肤痛，痿痹，颈项痛，恶风寒，癫疾，小儿龟胸等症。

问：光明穴呢？

答：光明除踝上五寸，三壮三分主何症，医治胫酸胻骨疼，痿躄不仁与膝痛。

注：光明穴，在足外踝上五寸。三分，三壮。主治胫痿胻疼，不能久立，热病汗不出，卒狂，痿躄坐不能起，足胻热，膝痛，身体不仁，善啮颊等症。

问：阳辅穴呢？

答：阳辅外踝上四寸，绝骨之上用意寻，五分三壮经火穴，主治腰膝腋胁疼。

注：阳辅穴，在足外踝上四寸，绝骨端上，胆经火穴也。三壮，五分。主治腰溶溶如坐水中，膝下浮肿，筋挛百节酸疼，实无所知，诸节尽痛，痛无常处，腋下肿，喉痹，马刀疡，膝胻酸，风痹不仁，厥逆，口苦，太息，心胁痛，头角颈痛，目锐眦痛，缺盆中肿痛，汗出寒疝，胸中胁肋、髀膝外廉至绝骨外踝前痛，善洁面青、面尘等症。

问：悬钟穴呢？

答：悬钟三寸同绝骨，六分五壮何病探，主治心胃脚膝病，筋骨挛痹鼻中干。

注：悬钟穴，一名绝骨，在足外踝上三寸动脉中。五壮，六分。主治心腹胀满，胃中热，不嗜食，脚气，膝胻痛，筋骨挛痛，足不收，逆气，虚劳，寒损，忧恚，心中咳痛，喉痹，泄注，颈项强，肠痔瘀血，鼻衄，脑疽，大小便涩，鼻中干，烦满，中风手足不遂等症。

问：丘墟穴呢？

答：丘墟踝下陷中出，骨缝三寸去临泣，胆之原穴分壮三，主治髀枢胸胁疾。

注：丘墟穴，在足外踝下微前骨陷中，胆之原穴。三壮，三分。主治胸胁满痛不得息，久疟振寒，腋下肿，痿厥，坐不能起，髀枢中痛，目生翳膜，腿胻酸，转筋卒疝，小腹坚，寒热颈肿，腰胯痛，太息等症。

问：临泣穴呢？

答：临泣寸半去侠溪，俞木之穴分壮三，主治胸满缺盆痛，马刀疡瘰啮颊疢。

注：临泣穴，在足小指次指本节后陷中，去侠溪一寸五分，胆俞木穴也。三壮，三分。主治胸中满，缺盆中及腋下马刀疡瘰，善啮颊，天牖中肿，淫泺胻酸，目眩，枕骨痛，洒淅振寒，心痛厥逆，气喘不能行，咳疟，妇人月事不利，支满乳痈等症。

问：地五会呢？

答：五会侠溪后一寸，禁灸一分主何病，内损唾血与腋疼，足无膏泽乳痈痛。

注：地五会，在足小指次指本节后陷中，去侠溪一寸。禁灸，一分。主治腋痛，内损，唾血，足外无膏泽及乳痈等症。

问：侠溪穴呢？

答：侠溪小指歧骨间，荥水之穴分壮三，主治胸胁颊颌病，耳目胸痛转侧难。

注：侠溪穴，在小指次指歧骨间，本节前陷中，胆荥水穴也。三壮，三分。主治胸胁支满，寒热伤寒，热病汗不出，目外眦赤，目眩，颊项肿，耳聋，胸前痛不可转侧等症。

问：窍阴穴呢？

答：窍阴小次指外侧，去爪甲角如韭叶，三壮一分井金名，主治咳逆息不得。

注：窍阴穴，在足小指次指外侧，去爪甲如韭叶，胆井金穴也。三壮，一分。主治胁痛，咳逆不得息，手足烦热，汗不出，转筋，痈疽，头痛，心烦，喉痹，舌强，口干，肘不能举，卒聋目痛等症。

第二十四章　胆经解说

问：胆经解说呢？

答：按各脏腑远近不一，实皆以膜相连，惟胆附于肝，最为切近。西医言肝无能事，只是化生胆汁，而胆汁循油膜入胃，则饮食之物，得之乃化。是中焦之精气，全赖于胆，故胆者，中精之府也。胆属火，肝属木。胆汁为肝所化出，是木生火也。胆汁化物，是木能疏土也。故经云：食气入胃，散精于肝，肝寒，则胆汁不能化物；肝热，则胆汁化物太过，而发中消等症。西医亦云：苦胆汁乃肝血所生。中国旧说，皆谓胆司相火，乃肝木所生之气。究之，有是气，乃有是汁，二说原不相悖。惟西医言人之惧与不惧，不关于胆，而又不能另指一所，实未知胆为中正之官故也。盖以汁论，则胆汁多者，其人不惧，以气沦，则胆火旺者，其人不惧。太过者，不得乎中，则失其正，是以有敢为横暴之人，不及者，每在惧怯，亦不得乎中正也。胆气不刚不柔，则得成为中正之官，而临事自有决断。以肝胆二者合论，肝之阳藏于阴，故主谋；胆之阳出于阴，故主断。所以足少阳起目锐眦，名瞳子髎，绕耳前陷中，名听会，绕耳后发际陷中，名风池；皆少阳风木所发泄处。下至肩上陷中，名肩井。循侧旁下至肝经期门穴下五分，名日月，胆脉实从肝经出于此穴，然后上下行也。下行至股外垂手中指尽处，名风市；膝下一寸，名阳陵；循外踝至小指、次指之间窍阴穴而终。阳经根于阴穴，以见阳生于阴中也。

又按：足少阳胆之脉，起于目外眦，绕耳前后，至肩下，循腋里，络肝属胆，下至足入小指之间。足少阳与手少阳脉，均行于耳，均司相火。内则三焦之膜连肝，而及于胆；外则三焦之经络耳，而交于胆经，此以见脏腑相通之妙。

第二十五章　足厥阴肝经穴歌注

问：足厥阴肝经左右二十八穴，系何名？在何处？主治何病？

答：厥阴大敦三毛侧，三壮三分井木穴，主治脐腹诸病殃，淋疝血崩与尸厥。

注：大敦穴，在足大指三毛际内侧陷中，肝井木穴也。三壮，三分。主治五淋，七疝，小便数，遗不禁，阴头中

痛，汗出阴上入小腹，阴偏坠，脐腹中痛，悒悒不乐，腹
胀肿痛，小腹痛，中热，喜寐，尸厥状如死人，妇人血崩
不止，阴挺出，阴中痛等症。

问：行间穴呢？

答：行间骨间动脉中，三分三壮认真攻，荥火之穴主
何治，咳逆呕血及转筋。

注：行间穴，在足大指本节上内侧，前后有小骨尖，
其穴正居陷中，有动脉应手。三分，三壮。主治呕逆，洞
泄，遗溺，癃闭，消渴，嗜饮，善怒，四肢满，转筋，胸
胁痛，小腹肿，咳逆喘血，茎中痛，腰疼不可俯仰，腹中
胀满，肝心痛，色苍苍如死状，口㖞，癫疾，短气，四肢
逆冷，嗌干，烦渴，瞑不欲视，目中泪出，太息，便溺难，
七疝，寒疝，中风，肝疾，肥气发痎疟，妇人小腹肿，面
尘脱色，经血过多不止，崩中，小儿惊风等症。

问：太冲穴呢？

答：太冲大指本节后，去节二寸络五会，主治心腹腰
胁殃，女子漏下小儿疝。

注：太冲穴，在足大指本节后去节二寸，或云寸半，
其络连地五会，动脉应手陷中，肝俞土穴也。三壮，三分。
主治心痛脉弦，马蝗瘟疫，肩肿吻伤，虚劳浮肿，腰引小
腹痛，两丸牵缩，溏泄，遗溺，阴痛，面目苍色，胸胁支
满，足寒，肝心痛，苍然如死状，大便难，便血，小便淋，
小肠疝气痛，癫疝小便不利，呕血呕逆，发寒，嗌干善渴，
肘肿，内踝前痛，淫泺胻酸，腋下马刀，疬漏，唇肿，女
子漏下不止，小儿卒疝等症。

问；中封穴呢？

答：中封一寸内踝前，经金之穴分壮三，主治咳疟绕

脐痛，痿厥筋挛此穴探。

注：中封穴，在内踝骨前一寸，筋骨宛宛中，伸足得之，肝经金穴也。三壮，四分。主治疟疾，色苍苍振寒，小腹肿痛，食快快绕脐痛，五淋不得小便，足厥冷，身黄有微热，不嗜食，身体不仁，寒疝腰痛，或身微热，痿厥失精，筋挛阴缩入腹相引痛等症。

问：蠡沟穴呢？

答：蠡沟踝上五寸据，三壮三分主何治，癃闭疝气下部痒，足胫寒酸月经事。

注：蠡沟穴，一名交仪，在内踝上五寸。三壮，三分。主治疝气，小腹胀满，暴痛，癃闭，数噫恐悸少气，悒悒不乐，咽中闷，如有瘜肉，背拘急不可俯仰，小便①不利，脐中积气如石，足胫寒酸，屈伸难，女子赤白带下，月事不调等症。

问：中都穴呢？

答：中都七寸胻骨中，五壮三分何病针，肠癖胫寒兼癀疝，妇人崩带此穴攻。

注：中都穴，一名中郄，在足内踝上七寸胻骨中。五壮，三分。主治肠癖，癀疝，小腹痛不能行立，胫寒，妇人崩中，产后恶露不绝等症。

问：膝关穴呢？

答：膝关犊下二寸容，五壮四分主治同，风痹膝内廉疼痛，膝膑不举咽喉痈。

注：膝关穴，在犊鼻下二寸旁陷中。五壮，四分。主治风痹膝内臁痛，引膑不能屈伸，咽喉中痛痈等症。

---

① 小便：原为"小腹"，据《明代订正针灸大成》改。

问：**曲泉穴呢？**

答：曲泉纹头两筋陷，合水之穴六三壮，主治癀疝阴股疼，身目眩痛不出汗。

注：曲泉穴，在膝股下内侧辅骨下，大筋下、小筋上陷中，屈膝横纹头取之，肝合水穴也。三壮，六分。主治癀疝阴股痛，小便难，腹胁支满，癃闭少气，泄利，四肢不举，身目眩痛，汗不出，目䀮䀮，膝关痛，筋挛不可屈伸，发狂，衄血下血，喘呼，小腹痛引咽喉，房劳失精，身体极痛，泄水，下利脓血，阴肿，阴茎肿痛，胻肿膝胫冷疼，女子血瘕，小腹肿，阴挺出等症。

问：**阴包穴呢？**

答：阴包四寸膝髌上，内廉筋间展足探，三壮六分主经病，腰尻引腹小便难。

注：阴包穴，在膝上四寸，股内廉两筋间。三壮，六分。主治腰尻引小腹痛，小便难，遗溺，妇人经水不调等症。

问：**五里穴呢？**

答：五里气冲下三寸，动脉应手阴股向，五壮六分何病治，肠中热满不得溺。

注：五里穴，在气冲下三寸，阴股内动脉应手。五壮，六分。主治肠中满，热闭不得溺，风劳嗜卧等症。

问：**阴廉穴呢？**

答：阴廉穴在横纹胯，去冲二寸羊矢下，禁针三壮何病治，妇人绝产三壮效。

注：阴廉穴，在羊矢下，去气冲二寸动脉中。三壮，禁针。主治妇人绝产，若未经生产者，灸三壮即有子。

问：羊矢穴呢？

答：羊矢气冲外一寸，分明有穴君可问，此穴又名白鼠鼷，诸经阙治可无论。

注：羊矢穴，一名鼠鼷，在气冲旁一寸是穴。

问：章门穴呢？

答：章门脐上二寸量，横取六寸看两旁，七壮六分主何治，肠鸣腹痛肝脾殃。

注：章门穴，在大横外直季肋端，脐上二寸，两旁各开六寸，侧卧屈上足、伸下足取之。又云：肘尖尽处是穴。脾之募，足少阳、厥阴之会。难经云：脏会章门。疏曰：脏病治此。七壮，六分。主治腹鸣，盈盈然食不化，胁痛卧不得，烦热口干，不嗜食，胸胁痛，支满喘息，心痛而呕，腰痛不可转侧，腰脊冷痛，溺多白浊，伤食身黄瘦，贲豚积聚，腹肿如鼓，脊强四肢懈惰，善恐少气，厥逆，肩背不举等症。东垣曰：气在于肠胃者取之。魏士珪妻徐病疝，自脐下上至于心皆胀满，呕吐气逆，烦闷不进饮食，滑伯仁曰：此寒在下焦，为灸章门、气海。

问：期门穴呢？

答：期门乳下二肋间，一寸五分不容旁，主治热病入血室，心下痞硬分壮三。

注：期门穴，在直乳下二肋间，不容旁寸半。三壮，三分。主治胸中烦热，贲豚上下，目青而呕，霍乱泄利，腹坚大，喘不得安卧，胁下积气，伤寒心切痛，喜呕酸，饮食不下，食后呕水，胸胁痛，支满，男女血结胸满，面赤火燥，烦闷口干，消渴，胸中痛等症。

第二十六章　肝经解说

问：肝经解说呢？

答：旧说肝七叶，居左胁下，非也。西医云四叶，后靠脊，前连膈膜，胆附于肝之短叶间，膈即附脊连肝，从肝中生出，前连胸膛。肝体半在膈上，半在膈下，实不偏居于左，谓肝居左者，不过应震木东方位，自当配于左耳。《医林改错》言：肝系后着脊，前连胃，名为总提，上有胰子，总提内有行水管，为胃行水。西医言肝无所事，只以回血生出胆汁，入肠化物。二说言肝行水化食，不过内经肝主疏泄之义而已。至肝系之理，尚未详言。

按：肝系上连心包络，故同称厥阴经。系着脊处，则为肝俞穴。系循腔子，一片遮尽，是为膈膜。肝系下行，前连腹中统膜，而后连肾系，为肝之根。通身之膜，内连外裹，包肉生筋，皆从肝系而发。旧说言肝居左，西医言肝居右，然其系实居脊间正中。至诊脉分部左右，亦从其气化而分，非以形迹而分也。肝脉交巅入脑，由脑而通于目，故肝开窍于目。肝藏魂，昼则魂游于目而为视，夜则目闭魂复返于肝。西医剖割眼珠，极赞重叠细络之妙，受光照察之神。然试问醒开寐闭，黑子瞳子之所由生，则不知也。又使无神水，而欲其受外光能乎。惟心火肾水交会于脑，令肝脉注目中，肝者心之母、肾之子，故并二脏之精而开窍于目。西医之精，能将斜目修削使正，然不久仍斜。不知病源，剖割何益。又人身之阴阳，阴主静，静则有守。阳主动，动则有为。肝为厥阴经，乃阴之尽也，故其性坚忍而有守，厥阴中见少阳，阴尽阳生。胆火居于肝中，阴中合阳，阳气发动，故能有为。谋虑从此而出，所以称为将军之官。故肝气横者，敢为狂乱；肝气虚者，每存惧怯。足厥阴肝脉，起足大指丛毛之际，上足跗，循股内，过阴器，抵小腹，属肝络胆，挟胃贯膈，循喉咙，上过目系，与督脉会于巅①顶。

又按：毛发皆血之余也。肝主血，故肝经起于足大指，而其间即生丛毛，以为主血之验。阴器名为宗筋，乃通身筋之所主，属肝经，故肝脉绕于阴器也。小腹两旁皆属肝经，故有寒疝等症。络胆者，厥阴之脉中见少阳，肝与胆相表里也。挟胃者，肝木清阳之气，上升疏土，所以化物，贯膈循喉咙，故肝气逆，有呕满诸症。上连目系，肝开窍于目也。与督脉会于巅顶，督脉属肾，为肝之母，会于巅顶，子会于母。目系巅顶内为脑髓，脑风晕迷均肝所司，以其脉相通也。西医详论脑髓，而无治髓之药，盖不知髓系督脉所生，又不知髓系肝脉所贯耳。大敦循足内侧，上至曲泉，曲泉在曲膝横纹尽处，乃诸筋会于膝之穴也。循股内抵阴器之横骨尽处，名鼠蹊穴，绕阴器故生毛，肝血所发泄也。抵少腹上肋，曲肘尖尽处为章门。再上为期门穴，乃肝之募，谓肝膜之所通也，从此入属肝脏，此为肝下行之脉。贯膈络胃，循喉咙，上连目系，则开窍于目，与督脉会于巅。阳经惟太阳最长，阴经惟厥阴最长，乃气血之主司也。在天为风，在地为木，在体为筋，在色为苍，在音为角，在声为呼，在变动为握，在窍为目，在味为酸，其液为泪，其华为爪，其臭为臊，其谷为麦，其畜为鸡，其虫为毛（大而虎豹，小而毛虫，皆风木之气所生），故肝

---

① 巅：原为"颠"，据《明代订正针灸大成》改。下径改。

病癫痫，或作虎豹之状，又有偏体生毛者。（西医五种，有博物新编，图画狮象小虫，毫芒皆具，然不知属风木之所生，则于医理物理，不能推到造化根源也。）其数八，其果李，其菜韭。

附十四经穴图：

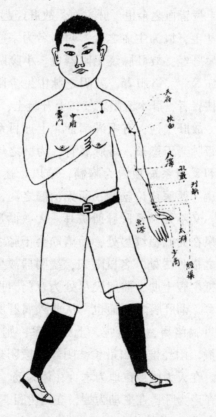

图1　手太阴肺经穴图（左右共二十二穴）

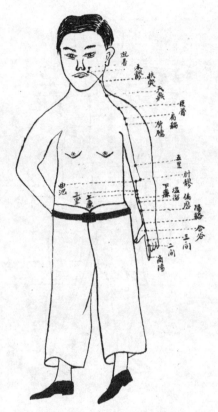

迎香
禾髎
扶突
天鼎
巨骨
肩髃
臂臑
五里
肘髎
温溜
偏历
下廉
曲池
阳谿
合谷
肘髎
二间
商阳
手三里
手五里

图2　手阳明大肠经穴图（左右共四十六穴）

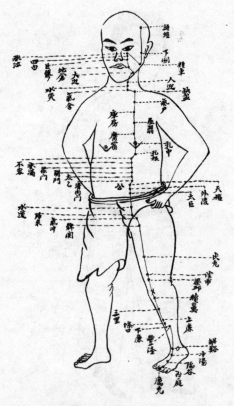

图3　足阳明胃经穴图（左右共九十穴）

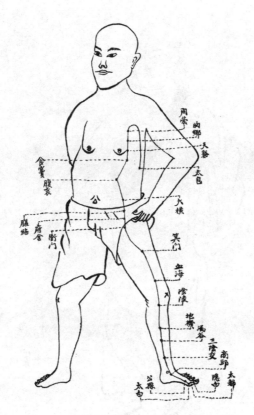

图4　足太阴脾经穴图（左右共四十二穴）

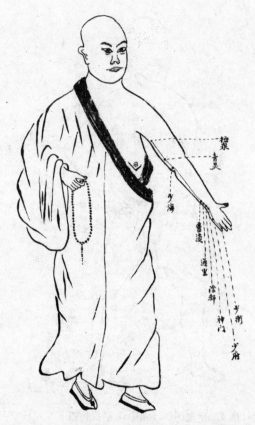

图 5　手少阴心经穴图（左右共十八穴）

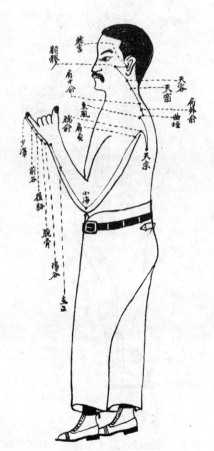

图 6　手太阳小肠经穴图（左右共三十八穴）

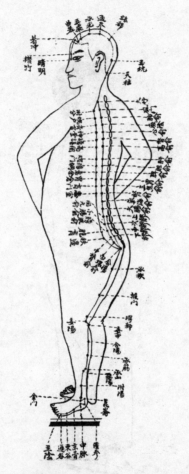

图7 足太阳膀胱经穴图（左右共一百三十四穴）

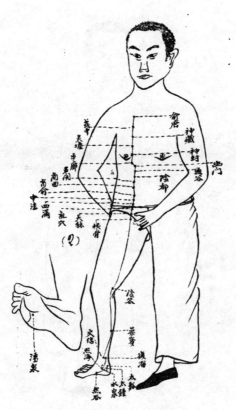

图 8　足少阴肾经穴图（左右共五十四穴）

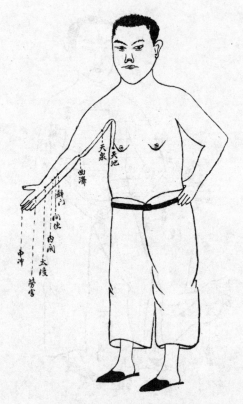

图 9　手厥阴心包络经穴图（左右共十八穴）

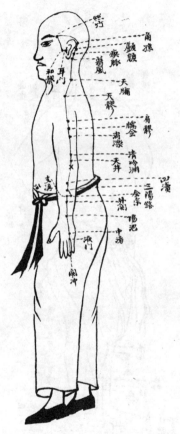

图 10　手少阳三焦经穴图（左右共四十六穴）

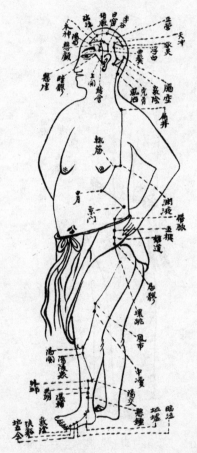

图 11　足少阳胆经穴图（左右共八十八穴）

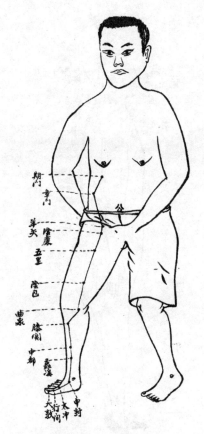

图 12 足厥阴肝经穴图 （左右共二十八穴）

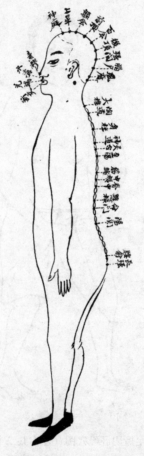

图 13　督脉经穴图（左右共二十八穴）

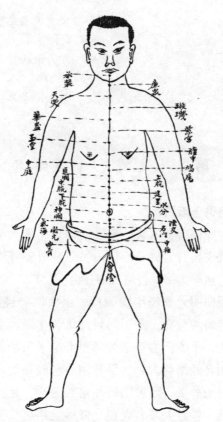

图14　任脉经穴图（左右共二十四穴）

针灸问答　卷上终

针灸问答　卷下

长沙谭志光容园甫　著

男　敦文子彬甫

受业　吉亮勋汉轩甫　参订

男　敦华国孝

受业　成阜吾　缮校

第二十七章　十五络名

问：何谓十五络？

答：大肠偏历肺列缺，脾络公孙胃丰隆，小肠支正心通里，膀胱飞扬肾大钟。心包内关三焦外，肝络蠡沟胆光明，更有大包脾大络，督络长强任会阴。

注：手阳明大肠经络为偏历，手太阴肺经络为列缺，足太阴脾经络为公孙，足阳明胃经络为丰隆，手太阳小肠经络为支正，手少阴心经络为通里，足太阳膀胱经络为飞扬，足少阴肾经络为大钟，手厥阴心包经络为内关，手少阳三焦经络为外关，足厥阴肝经络为蠡沟，足少阳胆经络为光明，又：脾经大络名大包，督脉之络名长强，任脉之络名会阴，共为十五络。

第二十八章　十五络穴别走主治

问：十五络穴别走主治歌呢？

答：肺之别络列缺名，腕上寸半走阳明，经入掌中散
鱼际，补虚欠㰦泻掌心。

心之别络通里穴，腕下一寸太阳别，经入心中系目舌，
补不能言泻支膈。

心包别络内关主，腕后二寸少阳走，循经上系心包络，
心痛实泻头摇补。

小肠别络支正名，腕后五寸走少阴，别上循肘肩髃络，
泻肘节废补疣生。

大肠别络偏历寻，腕上三寸走太阴，循行肩臂上颊齿，
补齿寒痹泻龋聋。

三焦别络名外关，腕后二寸厥阴间，外绕肘臂胸中注，
补手不收泻手挛。

膀胱别络飞扬属，踝上七寸少阴足，实泻鼻塞头背疼，
补虚专治鼻鼽衄。

胆经别络穴光明，踝上五寸走厥阴，络循足跗泻实厥，
补痿躄坐起不能。

胃之别络号丰隆，踝上八寸太阴通，循胫上头络喉嗌，
实泻狂癫补胫枯。

脾之别络是公孙，拇节后寸走阳明，主治肠胃厥气逆，
补腹鼓胀泻肠疼。

肾之别络即大钟，溪下五分太阳通，别走心包外腰脊，
虚补腰痛泄闭癃。

肝之别络蠡沟当，踝上五寸走少阳，循胫上睾与茎结，

113

睾茎卒疝虚实详。

督络长强骶骨端，侠脊上项散头前，傍肩贯膂走任脉，泻背脊强补头旋。

任络屏翳又会阴，穴在二便两阴中，上循鸠尾散于腹，补腹瘙痒泄胀膨。

脾之大络大包穴，腋下六寸布胸胁，补虚百节皆纵弛，实则身痛法当泄。

第二十九章　奇经八脉说及八脉起止穴名歌

问：何谓奇经八脉？

答：脉有督、任、冲、带、阳维、阴维、阳跷、阴跷，皆由正经别出，另有处所，故曰奇经。然经有十二，络有十五，凡二十七脉，气血相随，治十二经，即禹疏九河之谓也。至于雨水过多，各河暴涨溢出，沟渠皆盈，此所谓病入奇经，治法当如渝济漯，决汝汉，排淮泗之水。若徒在十二经中调治，则不应矣。当取奇经八脉主穴治之，即疏通沟渠之谓。而取经外奇穴，亦本此意。

问：奇经八脉起止穴名歌呢？

答：督起长强龈交唇，任始会阴承浆终，冲首横骨幽门止，带在季肋维道中，阳跷申脉上承泣，阴跷照海交信通，阳维金门哑门内，阴维廉泉起筑宾。

第三十章　督脉经穴歌注

问：督脉经共二十八穴，系何名？在何处？主治何病？

答：长强骶骨端三分，七壮三分伏地寻，肠风痔漏腰脊痛，痢疝疳蚀及五淋。

注：长强穴，在脊骶骨端下三分，伏地取，足少阴、少阳之会，督脉之络，别走任脉。三分，七壮。此穴乃痔根本，主治肠风下血，痔漏，腰脊痛，狂病，大小便难，头重，洞泄，五淋，小儿囟陷，惊痫瘈疭，脱肛泻血，赤白下利。灸龟尾，即穷骨头，多壮极效。

按：玉龙赋云：兼承山灸痔最妙。席弘赋云：连大杼行针，治小儿气痛。百症赋云：兼百会，治脱肛。灵光赋云：百会、龟尾，治痢疾。天星秘诀：兼大敦，治疝气。

问：腰俞穴呢？

答：腰俞廿一椎下中，二分五壮腰脊疼，冷痹温疟汗不出，妇人溺赤兼闭经。

注：腰俞穴，在二十一椎下宛宛中。二分，五壮，一曰五分七壮。主治腰脊痛不得俯仰，腰脚冷痹不仁，灸随年壮。温疟汗不出，妇人经闭溺赤，灸后忌房劳强力。

按：千金云：治腰卒痛，灸七壮。席弘赋云：兼环跳，治冷风痹。

问：阳关穴呢？

答：阳关在十六椎间，三壮五分伏卧探，主治膝疼难伸屈，风痹筋挛等症安。

注：阳关，在十六椎下，伏取。五分，三壮。主治膝痛不可屈伸，风痹筋挛等症。

问：命门穴呢？

答：命门十四椎下间，前与脐平仔细探，三壮五分腰肾痛，遗精带下症虚寒。

注：命门穴，在十四椎下，前平脐，或用棍取，或用线取。五分，三壮。主治肾虚腰痛，带下遗精，耳鸣，手

足挛痹，惊眩头痛，身热骨蒸，痎疟，瘰疬，里急腹痛等症。

按：千金云：腰痛不能动者，灸随年壮。神农经云：治腰痛，可灸七壮。玉龙赋云：兼肾俞，治老人便数。标幽赋云：兼肝俞，能使瞽者得见。一传此穴灸寒热之症，多效。

问：**悬枢穴呢？**

答：悬枢在十三椎下，三壮三分遵古法，主治腰脊难俯仰，腹中积痛谷不化。

注：悬枢穴，在十三推下，伏取。三分，三壮。主治腰痛，腹中积气疼痛，谷不化，泻痢等症。

问：**脊中穴呢？**

答：脊中十一椎下是，五分禁灸俯取之，风痫癫邪不嗜食，五痔积聚脱肛医。

注：脊中穴，在十一椎下，俯取。五分，禁灸。主治风痫，癫邪，腹满不食，五痔，积聚，下痢，小儿赤白痢，秋末脱肛，痛不可忍，灸之最效。

问：**中枢穴呢？**

答：中枢十椎之下寻，惟有气穴论注登，主治心背相控痛，三壮退热进食能。

注：中枢穴，在十椎下，俯取。此穴诸书未载，惟气府论督脉下王氏注中有此穴。及考之气穴论曰：背与心相控而痛，所治天突与十椎者，即此穴也。五分，禁灸。一传云：此穴能退热进食，三壮屡效。

问：**筋缩穴呢？**

答：筋缩穴第九椎藏，五分三壮俯取探，主治风痫目上视，癫狂惊恐并脊强。

注：筋缩穴，在九推下。五分，三壮。主治癫狂，脊强，风痫上视。百证赋云：兼水道，治脊强。

问：至阳穴呢？

答：至阳穴在七椎间，五壮三分黄疸安，少气难言胸胁满，腰脊肢痛胃中寒。

注：至阳穴，在七椎下，俯取。五壮，三分。主治腰脊强痛，胃中寒，不嗜食，少气难言，胸胁支满，嬴瘦黄疸，淫泺胫酸。一云：灸三壮，治喘气立愈。

按：神农经云：治寒热胫酸，四肢重痛，咳嗽，灸三壮至七壮。玉龙赋云：却疸，治神疲。

问：灵台穴呢？

答：灵台在六椎下寻，甲乙经中无此名，气府论治喘不卧，风冷久嗽三壮神。

注：灵台穴，在六椎下。禁针，三壮。甲乙经无此穴。惟气府论注，主治气喘，久嗽等症。

问：神道穴呢？

答：神道五椎之下存，禁针五壮主头疼，痎疟健忘牙车急，小儿风痫灸即宁。

注：神道穴，在五椎下。禁针，五壮。主治伤寒头痛，寒热往来，痎疟，悲愁，健忘，惊悸，牙车急，张口不合，小儿风痫，瘛疭，灸七壮。

按：百症赋云：兼心俞，治风痫。

问：身柱穴呢？

答：身柱三椎取宜俯，腰脊疼痛分壮五，癫痫狂怒欲杀人，瘛疭身热妄言语。

注：身柱穴，在三椎下。五分，五壮。主治腰脊痛，癫痫狂走，怒欲杀人，瘛疭，身热，小儿惊痫。

按：神农经云：咳嗽可灸十四壮。玉龙赋云：能蠲嗽，除脊痛。百症赋云：兼本神，治癫疾。乾坤生意云：同陶道、肺俞、膏肓，治虚损五劳七伤。一传治四时伤寒。

问：陶道穴呢？

答：陶道俯取一椎际，督脉足太阳相会，五分五壮治头晕，痎疟寒热洒淅累。

注：陶道穴，在一椎下，乃督脉、足太阳之会。五分，五壮。主治痎疟寒热洒淅，脊强，烦满汗不出，头重目瞑，瘛疭，恍惚不乐。一传善退骨蒸之热。

问：大椎穴呢？

答：大椎一椎上陷中，平肩手足三阳会，久疟肺胀五壮分，颈项背膊劳湿痹。

注：大椎穴，在一椎上陷中，一曰平肩，手足三阳脉之会。五壮，五分，一云：以年为壮。大杼为骨会，骨病者可灸之。主治五劳七伤，乏力，风劳，湿痹，痎疟久不愈，肺胀胁满，呕吐上气，背膊拘急，项颈强不得回顾。一云：能泻胸中之热，及诸热气。若灸寒热之法，先大杼，次长强，以年为壮。一云：治身痛寒热，风气痛。一云：治衄血不止，灸二三十壮，可断根。

按：千金云：凡疟有不可瘥者，从未发前灸大椎，至发时满百壮，无不瘥。又云：诸烦热时行温病，灸大椎百壮，刺三分泻之。又治气短不语，壮随年数。又治颈瘿，灸百壮，及大椎两旁相去各一寸半少垂下，各三十壮。玉龙赋云：百劳止虚汗。神农经云：治小儿急慢惊风。又窦太师治诸虚寒热，灸此。捷径云：治热不至肩，时传此穴治百病。

问：**哑门穴呢？**

答：哑门项后入发际，五分宛中仰头取，二分禁灸颈项强，阳热衄血中风侣。

注：哑门穴，在项后入发际五分宛宛中，仰头取之，督脉阳维之会，入系舌本。二分不可深，禁灸。主治颈项强急不语，诸阳热盛，衄血不止，脊强反折，瘈疭，癫疾，头风疼痛，汗不出，寒热风痉，中风尸厥不省人事。百症赋云：兼关冲，治舌缓不语。

问：**风府穴呢？**

答：风府入发际一寸，三分禁灸身不遂，暴喑身重头项强，目眩鼻衄狂恐悸。

注：风府穴，在项上入发际一寸，大筋内宛宛中，疾言其肉立起，言休其肉立下，督脉、阳维之会。三分，禁灸。主治中风舌缓，暴喑不语，振寒汗出，身重，偏风半身不遂，伤风头痛，项急不得回顾，目眩反视，鼻衄，咽痛，狂走，悲恐惊悸。一云：主泻胸中之热，与大杼缺盆中府同。

按：席弘赋云：风府风池寻得到，伤寒百病一时消。又云：阳明二日寻风府。又云：从来风府最难寻，须用工夫度浅深，倘能膀胱气未散，更宜三里穴中寻。通玄赋云：风伤项急求风府，一传治感冒风寒，呕吐不止。千金云：十三鬼穴，此名鬼枕，治百邪癫狂。

问：**脑户穴呢？**

答：脑户风上寸半寻，此穴须当禁灸针，督脉足太阳相会，针则立死灸则喑。

注：脑户穴，在风府上寸半，督脉、足太阳之会。禁针灸。刺中脑立死，灸令人喑。

问：**强间穴呢?**

答：强间脑户上寸半，二分五壮目眩患，头痛脑旋颈项强，呕吐涎沫心烦乱，

注：强间穴，在脑户穴上寸半。二分，五壮，一日禁灸。主治头痛项强，目眩脑旋，烦心，呕吐涎沫，狂走。

按：百症赋云：兼丰隆，治头痛难禁。

问：**后顶穴呢?**

答：后顶强间上寸半，二分五壮主治见，颈项强急额颅痛，偏头恶风眼目眩。

注：后顶穴，在强间上寸半。五壮，二分。主治颈强急，额颅痛，偏头痛，恶风，目眩不明。

问：**百会穴呢?**

答：百会后顶寸五量，耳尖直上会诸阳，二分五壮头风痛，耳鼻口病身反张。

注：百会穴，在后顶上寸半，顶中央，直两耳尖上对是穴，督脉、足太阳之会，手足少阳、足厥阴俱会于此。二分，五壮。甲乙经：三分，三壮。一曰：灸头顶，不得过七七壮。主治头风头痛，耳聋，鼻寒，鼻衄，中风言语塞涩，口噤不开，或多悲哭，偏风半身不遂，风痫卒厥，角弓反张，吐沫，心神恍惚，惊悸健忘，痎疟，女人血风，胎前产后风疾，小儿风痫，惊风，脱肛，久不瘥。一曰：百病皆治。一曰：治悲笑欲死，四肢冷气欲绝，身口温，可针人中三分，灸百会，三壮即苏。史记载：扁鹊治虢太子尸厥，针取三阳五会而苏。

按：神农经云：治头风可灸三壮，并治小儿脱肛，艾炷如小麦。玉龙赋云：兼囟会，治卒中风。灵光赋云：兼龟尾，治痫疾。席弘赋云：小儿脱肛患多时，先灸百会后

尾骶。又云：兼太冲、照海、阴交，治咽喉疾。

问：**前顶穴呢？**

答：前顶离百会寸半，二分五壮头目眩，小儿惊痫瘈疭风，颈项肿痛并赤面。

注：前顶穴，在百会前寸半。二分，五壮。主治头风目眩，面赤肿，小儿惊痫，瘈疭，鼻多清涕，颈项肿痛。

按：神农经云：治小儿惊风，炷如小麦。百症赋：兼水沟，治面肿虚浮。

问：**囟会穴呢？**

答：囟会前顶寸半得，小儿针之凶短折，二分五壮脑虚疼，头项肿病并面赤。

注：囟会穴，在前顶前寸半。五壮，二分，小儿禁针，盖其囟门未合，针之令人夭。主治脑虚冷痛，头风肿痛，项痛，饮酒过多头皮肿，风痫清涕。一云：治目眩面肿，鼻塞，惊痫不识人，灸二七壮，初灸不痛，病去即痛，痛即罢灸。若是鼻塞，灸至四日渐退，七日顿愈，针入二分，得气即泻。头风生白屑，针之弥佳，针毕，以盐末和麻油，擦于发根下，则头风永除。

按：神农经：治头痛三壮，小儿惊风三壮。千金云：邪病鬼癫，囟上主之，名曰鬼门。玉龙赋云：兼百会，治卒中风。百症赋云：连玉枕疗头风。

问：**上星穴呢？**

答：上星去囟会一寸，入前发际一寸许，头目鼻面诸般疼，五壮三分泻热气。

注：上星穴，在囟会前一寸，直入发际一寸。三分，五壮，一云：宜三棱针出血，以泻热气。主治头风，头痛，头皮肿，面虚恶寒，痃疟，寒热，汗不出，鼻衄，鼻涕，

鼻塞，目眩，睛痛，不能远视，以细三棱针刺之，宣泄诸阳热气，无令上冲头目。

按：千金云：鼻中瘜肉，灸二百壮。又云：兼大椎，灸疟至发时，令满百壮，炷如黍米。又治鬼魅，灸百壮。又十三鬼穴，此名鬼堂，主百邪癫狂。玉龙赋云：治头风鼻渊。

问：神庭穴呢?

答：神庭隔上星五分，督脉足太会阳明，三壮禁针治癫痫，反弓张目不识人。

注：神庭穴，在上星下五分，直鼻上入发际五分，发高者发际是穴，发低者加二三分，督脉、足太阳阳明之会。三壮，禁针。针之令人癫狂，目失明。一曰：灸三七壮。主治发狂，登高妄走，风痫癫疾，角弓反张，目上视，不识人，头痛，鼻渊，烦满，惊悸不眠。

问：素髎穴呢?

答：素髎在鼻端准头，一分禁灸多涕流，鼻中瘜肉难消散，㖞僻鼽衄喘不休。

注：素髎穴，在鼻端准头。一分，禁灸。主治鼻中瘜肉不消，喘息不利，多涕，㖞僻鼽衄。一曰：治酒醉风，用三棱针出血。

问：水沟穴呢?

答：水沟鼻下人中陷，督脉手足阳明会，三分三壮中恶邪，口噤癫痫卒倒累。

注：水沟穴，在鼻下人中陷中，督脉、手足阳明之会。三分，得气即泻，三壮至七壮，炷如小麦。主治中风口噤，中恶不省人事，癫痫卒倒，消渴多饮水，气遍身浮肿，针此穴，水尽即愈。

按：神农经云：治小儿惊风，三壮炷如小麦。玉龙赋云：兼曲池，治瘘仆。又云：兼委中，治腰脊闪痛。又云：泻大陵①除口臭。席弘赋云：人中治癫功最高，十三鬼穴不须饶。千金云：此穴为鬼宫，治百邪癫狂，凡人中恶，先掐鼻下是也，鬼击卒死者，须急灸之。百症赋云：兼前顶，治面肿虚浮。灵光赋：兼间使，治邪癫。

问：兑端穴呢？

答：兑端穴在上唇端，手阳明脉气所终，二分三壮治癫痫，龈痛口疮秽难闻。

注：兑端穴，在上唇端。甲乙经曰：手阳明脉气所终。二分，三壮，炷如大麦。主治癫痫吐沫，齿龈痛，消渴，衄血，口噤，口疮，臭秽。百症赋云：小便赤涩，兑端独泄太阳经。

问：龈交穴呢？

答：龈交唇内上齿缝，任督二经相会通，三壮三分治鼻痔，头额项颈痛面红。

注：龈交穴，在唇内上齿缝中，即齿根肉，任督二经之会。三分，三壮。主治面赤心烦，鼻痔不消，头额痛，颈项强，目赤，牙疳肿痛，久癣不除。百症赋云：善治鼻痔。

第三十一章　任脉经穴歌注

问：任脉经共二十四穴，系何名？在何处？主治何病？

答：会阴前后两阴间，任督冲脉来源探，三壮禁针诸

---

① 大陵：原为"太陵"，据《明代订正针灸大成》改。

阴病，男女阴痛冲心寒，

注：会阴穴，在大便前，小便后，两阴之间，任脉别络，侠督脉冲脉之会。一云：任督冲三脉所起，任由此而行腹，督由此而行背，冲由此而行少阴之分。三壮，禁针。惟卒死者，针一寸补之，溺死者，令人倒驮出水，用针此穴补之，尿屎出则活，余不可针。主治阴汗，阴中诸病，前后相引痛，不得大小便，谷道病，久痔相通，男子阴寒冲心，女子阴痛经不通。一传治妇人产后昏迷不省人事。

问：曲骨穴呢？

答：曲骨中极下一寸，毛际陷中经脉动，八分七壮水胀肿，淋癃㿉疝小腹痛。

注：曲骨穴，在中极下一寸，毛际陷中，任脉足厥阴之会。三分，三壮。一云：八分，七壮。主治小肠胀痛，水肿，小便淋涩，㿉疝失精，妇人赤白带下。千金云：治水肿胀。

问：中极穴呢？

答：中极脐下四寸位，膀胱募穴足阴会，八分多壮孕禁灸，冷气冲心阳虚惫。

注：中极穴，在脐下四寸，膀胱募也，足三阴任脉之会。八分，三壮。一云：灸百壮至三百壮，孕妇禁灸。主治阳气虚惫，冷气时上冲心，尸厥恍惚，失精无子，脐下结块，水肿奔豚，疝瘕五淋，小便赤涩不利，妇人下元虚冷，血崩白浊，因产恶露不行，胎衣不下，经闭不通，血积成块，子门肿痛。

问：关元穴呢？

答：关元脐下三寸确，藏精蓄血小肠募，八分七壮诸虚损，淋疝奔豚遗精浊。

注：关元穴，在脐下三寸，又名大中极，乃男子藏精，女子蓄血之处，小肠募也，足三阴阳明、任脉之会。八分，七壮。一云：灸百壮至三百壮。千金云：妇人刺之则无子。主治积冷，诸虚百损，脐下绞痛，渐入阴中，冷气入腹，少腹奔豚，夜梦遗精，白浊五淋，七疝溲血，小便赤涩，妇人带下瘕聚，经水不通，不孕或妊娠下血，或产后恶露不止，或血冷月经断绝。一云：积冷虚乏皆宜灸。一云：治阴症伤寒，及小便多，妇人赤白带下，可灸二三百壮，然须频次灸之，仍下兼三里，故曰：若要丹田安，三里常不干。

按：神农经：治痃癖气痛，灸二十一壮。千金云：久痢不瘥，灸三百壮，分十日灸之，并治冷痢腹痛，及脐下结痛，流入阴中，发作无时，仍灸天井百壮。又治霍乱，气淋石淋，痛疝，及脐下三十六种疾，灸五十壮。又云：胞门闭塞绝子，灸三十壮。玉龙赋：合涌泉、丰隆，治尸劳。又云：兼带脉多灸，能治肾败。席弘赋：治小便不禁。又云：兼照海、阴交、曲泉、气海同泻，治七疝如神。

问：石门穴呢？

答：石门脐下二寸确，六分五壮三焦募，脐腹绞痛坚硬肿，淋泄疝逆妇露恶。

注：石门穴，在脐下二寸，三焦募也。六分，五壮。主治腹痛坚硬，水肿支满，气淋小便不利，腹痛泄泻不止，寒热咳逆上气，呕血卒疝，妇人恶露不止。千金云：大肠闭，寒气结，心下坚满，灸百壮。又云：少腹绞痛，泄利不止，灸百壮。

问：气海穴呢？

答：气海脐下一寸半，五壮五分主何患，奔豚七疝与癥瘕，阳虚惊恐不得卧。

注：气海穴，在脐下一寸半，为男子生气之海。五分，五壮。主治下焦虚冷，上冲心腹，呕吐不止，阳虚不足，惊恐不卧，奔豚七疝，癥瘕结块，状如覆杯，脐下冷气，阳脱欲死，阴症伤寒卵缩，四肢厥冷，小便赤涩，羸瘦白浊，妇人赤白带下，月事不调，或产后恶露不止，绕脐①绞痛，小儿遗溺等症，悉宜多灸。

问：**阴交穴呢**？

答：阴交脐下一寸论，五壮八分主腹疼，湿痒奔豚腰膝痛，妊妇禁灸古法云。

注：阴交穴，在脐下一寸。一曰：当膀胱上际，三焦募也，任、冲、少阴之会。八分，五壮，孕妇禁灸。主治冲脉生病，从少腹冲心而痛，不得小便，疝痛，阴汗湿痒，奔豚，腰膝拘挛。

按：神农经：治脐冷疼，灸三七壮。千金云：大小便小通，灸三壮。玉龙赋：兼三里、水分，治膨胀。席弘赋云：兼照海、曲泉、关元、气海同泻，治七疝，小腹痛，如神。

问：**神阙穴呢**？

答：神阙正当脐中间，多灸禁针阴伤寒，腹冷肠泄水肿胀，小儿乳痫脱肛探。

注：神阙穴，正当脐中是穴。三壮，禁针。一曰：炒干净盐，填脐上加厚姜一片，灸百壮，或用川椒末代盐亦妙。主治阴症伤寒中风，不省人事，腹中虚冷，肠膈鸣，泄泻，水肿膨胀，小儿乳痫不止，腹大风痫脱肛，妇人血

---

126   ① 脐：原为"膝"，据《明代订正针灸大成》改。

冷等症。千金云：纳盐脐中，灸三壮，治淋病，灸二七壮，治霍乱并胀满。

问：水分穴呢？

答：水分脐上一寸当，五壮禁针主何殃，脐中绕痛肠鸣泄，腹坚鼓胀水肿探。

注：水分穴，在脐上一寸，当小肠下口，至是而泌别清浊，水液入膀胱，渣滓入大肠，故曰水分。五壮，禁针。主治水病腹坚，黄肿如鼓，冲胸不得息，脐中绕痛，肠鸣泄泻，小便不通，小儿囟陷。神农经云：腹胀水肿，灸三七壮。一云：此穴可灸百壮。

问：下脘穴呢？

答：下脘脐上二寸当，八分五壮腹坚胀，脐上厥气谷不化，虚肿痃癖痛鸣肠。

注：下脘穴，在脐上二寸，当胃下口，小肠上口，足太阴任脉之会。八分，五壮。一曰：二七壮至百壮，孕妇不可灸。主治脐上厥气坚痛，腹胀满，水谷不化，虚肿癖块连脐，瘦弱少食翻胃。

按：灵光赋：兼中脘，治腹坚。百症赋：兼陷谷，能治腹内肠鸣。

问：建里穴呢？

答：建里在脐上三寸，五壮五分孕妇禁，霍乱肠鸣呕不食，腹胀身肿心痛症。

注：建里穴，在脐上三寸，中脘下一寸。五分，五壮。一云：宜针不宜灸，孕妇尤忌之。主治腹胀身肿，心痛上气，肠鸣，呕吐不食。

按：千金云：主霍乱肠鸣腹胀，八分二七壮至百壮。百症赋：兼内关，扫尽胸中之苦闷。天星秘诀云：兼水分，治肚腹肿胀。

问：中脘穴呢？

答：中脘脐上四寸列，八分七壮胃募穴，腹坚积痢痰饮翻，心下胀满及膈噎。

注：中脘穴，在上脘下一寸，脐上四寸，胃之募也，手太阳少阳、足阳明、任脉之会。八分，七壮，一曰百壮，孕妇不可灸。主治心下胀满，伤寒食不化，翻胃不食，积聚痰饮，面黄，伤寒饮水过多，腹胀气喘，温疟霍乱，吐泻寒热不已，奔豚胀满，饮食不进、不化，气结疼痛，雷鸣皆宜灸之。

按：千金云：虚劳吐血，呕逆不下食，多饱多睡等症，灸三百壮。又治胀满水肿，奔豚，伏梁及中毒，不能食饮。按玉龙赋云：兼腕骨，疗脾虚黄疸，合上脘，治九种心疼。百症赋：主治积痢。灵光赋：兼下脘，治腹坚。

问：上脘穴呢？

答：上脘中脘上一寸，八分五壮心烦病，奔豚气胀积聚疸，九种心疼反胃症。

注：上脘穴，在巨阙下一寸，脐上五寸，足阳明、手太阴、任脉之会。八分，五壮。千金云：灸二七壮至百壮，孕妇不可灸。主治心中烦热，痛不可忍，腹中雷鸣，饮食不化，霍乱反胃，吐呕多涎，奔豚，伏梁，气胀，积聚，黄疸，心风，惊悸，呕血。玉龙赋：兼中脘，治九种心疼。太乙歌云：兼丰隆，治心疼吐呕蛔虫。百症赋：兼神门，治发狂奔走。

问：巨阙穴呢？

答：巨阙鸠尾下一寸，六分七壮心募穴，痰饮咳逆狂痫蛔，九种心疼卒尸厥。

注：巨阙穴，在鸠尾下一寸，心之募也。六分，七壮。主治上气咳逆，胸满气短，九种心疼，冷痛，引少腹蛔痛，痰饮咳嗽，霍乱腹胀，恍惚发狂，黄疸烦闷，卒心痛，尸厥蛊毒，息贲，吐痢不止，牛痫。

按：千金云：治吐逆不下食，灸五十壮，上气胸满牵脊彻痛，灸五十壮，小儿诸痫病三壮，炷如小麦。百症赋云：兼刺膻中，能除膈热蓄饮。

问：鸠尾穴呢？

答：鸠尾蔽骨下五分，膏之原穴禁灸针，心悸神耗癫狂取，但非高手不能行。

注：鸠尾穴，在臆前蔽骨下五分，人无蔽骨者，从岐骨际下行一寸，鸠尾乃膏之原也。禁针灸。一云：三分，三壮，但非高手不可轻用。主治心惊悸，神气耗散，癫痫狂病。席弘赋云：鸠尾能治五般痫，若下涌泉人不死。

问：中庭穴呢？

答：中庭膻中下寸六，三分五壮仰取候，主治胸胁支满胀，食入还出吐逆促。

注：中庭穴，在膻中下一寸六分陷中，仰取。三分，五壮。主治胸胁支满，噎塞吐逆，食入还出，小儿吐乳等症。

问：膻中穴呢？

答：膻中玉堂下寸六，七壮禁针治喘嗽，膈食反胃喉中鸣，涎沫浓血乳不足。

注：膻中穴，在玉堂下一寸六分，横平两乳之间陷中，仰卧取之。禁针，七壮。甲乙经云：针三分。主治一切上气短气，痰喘哮嗽，咳逆噎气，膈食反胃，喉鸣肺痈，吐涎沫脓血，妇人乳汁少，此气之会也，凡上气不下，及气

膈气噎气痛之类，均宜灸之。

按：玉龙赋：兼天突，治喘嗽。百症赋：兼巨阙，治膈痛蓄饮。一传治伤寒风痰壅盛。

问：**玉堂穴**呢？

答：玉堂紫宫下寸六，三分五壮何病属，胸膺气逆及心烦，喉痹痰壅与气促。

注：玉堂穴，在紫宫下一寸六分陷中，仰而取之。三分，五壮。主治胸膺满痛，心烦呕逆，上气喘急，喉痹咽壅，水浆不入，呕吐寒痰。

按：百症赋：兼幽门，能治心烦呕吐。

问：**紫宫穴**呢？

答：紫宫华盖下寸六，五壮三分仰取同，喉痹咽壅水不入，咳逆吐血支满胸。

注：紫宫穴，在华盖下一寸六分陷中，仰而取之。三分，五壮。主治胸胁支满，膺痛喉痹，咽壅，水浆不入，咳逆上气，吐血烦心。

问：**华盖穴**呢？

答：华盖璇玑下寸六，三分五壮治胁肋，喉痹胸满水不下，有口难言气喘咳。

注：华盖穴，在璇玑下一寸六分陷中，仰而取之。三分，五壮。主治咳逆，喘急上气，哮嗽喉痹，胸胁满痛，水饮不下。

按：神农经：治气喘咳嗽，胸满喘逆，不能言语，可灸七壮。百症赋云：兼气户，治胁肋痛。

问：**璇玑穴**呢？

答：璇玑天突下寸六，三分五壮疾可痊，膈痛项强神藏并，胃中有积三里兼。

注：璇玑穴，在天突①穴下一寸六分陷中，仰而取之。三分，五壮。主治胸胁满，咳逆上气，喘不能言，喉痹咽肿，水饮不下。

按：玉龙赋：兼气海，治喘促。席弘赋云：治胃中有积，兼三里功多。百症赋云：兼神藏，治膈满项强。

问：天突穴呢？

答：天突结喉下三寸，五壮五分咳嗽症，喉痹噎气及肺痈，吐咯脓血暴喑痛。

注：天突穴，在结喉下三寸宛宛中，阴维、任脉之会。五壮，五分。甲乙经云：低头取之，刺入一寸。主治上气哮喘，咳嗽喉痹，噎气肺痈，吐咯脓血，咽肿暴喑，身寒热，咽干，舌下急，不得下食。

按：神农经：治气喘，咳嗽。玉龙赋：兼膻中，治咳嗽。灵光赋：治喘痰。百症赋：兼肺俞，治咳嗽连声。千金云：治上气气闷，咽寒声坏，灸五壮。

问：廉泉穴呢？

答：廉泉结喉上中央，舌本之下两脉详，三壮三分喘息②逆，舌纵舌肿舌缩疮。

注：廉泉穴，在颔下结喉上中央，舌本下，仰而取之，阴维、任脉之会。按刺疟论所载：曰舌下两脉者，廉泉也。气府论曰：足少阴舌下各一。卫气篇曰：足少阴之标在背俞与舌下两脉。然则廉泉非一穴，当是舌根下之左右泉脉，而且为足少阴之会也。愚按即通舌下，海泉穴。三壮，三分。主治咳嗽，喘息上气，吐沫，舌纵，舌下肿，难言，

---

① 突：原无，据上文补。
② 息：原为"喘"，毛笔改为息，据下文改。

舌根急缩，不食，涎出，口疮。

按：百症赋：兼中冲，堪攻舌下肿痛。

问：承浆穴呢？

答：承浆唇棱下陷中，二分三壮治偏风，口眼㖞斜暴喑症，消渴嗜水齿痛疼。

注：承浆穴，在颐前下唇棱陷中，足阳明、任脉之会。二分，三壮。主治偏风，半身不遂，口眼㖞斜，口噤不开，暴喑不能言，针三分，徐徐引气而出，及治任之为病，其舌内结，男子七疝，女子瘕聚。一云：疗偏风口㖞面肿，消渴饮水，口齿疳蚀生疮，灸之日可七壮，至七七壮为止，使血脉宣通，其风立愈，或炷不必大，但令当脉即可。

按：千金云：小儿唇紧，灸三壮。又云：凡哕令人恍恨，灸七壮即止。又十三鬼穴，此名鬼市，治百邪癫狂。

按：百症赋云：泻牙痒而即移。通玄赋云：治头项强急。

第三十二章　冲脉经穴

问：冲脉经穴起何处，止何处？

答：起于横骨穴，止于幽门穴。

问：幽门穴呢？

答：在巨阙旁寸半。

问：通谷穴呢？

答：在幽门下一寸。

问：阴都穴呢？

答：在通谷下一寸。

问：**石关穴呢？**

答：阴都下一寸。

问：**商曲穴呢？**

答：在石关下一寸。

问：**肓俞穴呢？**

答：在商曲下二寸。

问：**中注穴呢？**

答：在肓俞下一寸。

问：**四满穴呢？**

答：在中注下一寸。

问：**气穴穴呢？**

答：在四满下一寸。

问：**大赫穴呢？**

答：在气穴下一寸。

问：**横骨穴呢？**

答：在大赫下一寸。

以上二十二穴，均见足少阴肾经穴，所谓适当腹部之冲是也。分壮主治见前。

第三十三章　带脉经穴

问：**带脉经穴，起何处？止何处？**

答：起于季肋下，止于维道穴。

问：**季肋穴呢？**

答：即带脉穴，在季肋下一寸八分。

问：**五枢穴呢？**

答：在带脉下三寸。

133

问：**维道穴呢?**

答：在章门下五寸三分。

以上六穴，均见足少阳胆经，所谓横围腰间，如束带是也。分壮主治见前。

第三十四章　阳蹻经穴

问：**阳蹻经穴，起何处? 止何处?**

答：起于申脉穴，止于承泣穴。

问：**申脉穴呢?**

答：在足外踝下五分。

问：**仆参穴呢?**

答：在足跟骨下陷中。

问：**附阳穴呢?**

答：在外踝上三寸。

问：**居髎穴呢?**

答：在章门下八寸三分。

问：**肩髃穴呢?**

答：在肩端两骨陷中。

问：**巨骨穴呢?**

答：在肩端叉骨罅中。

问：**臑俞穴呢?**

答：肩胛骨下廉陷中。

问：**地仓穴呢?**

答：在口吻旁四分。

问：**巨髎穴呢?**

　答：在鼻孔两旁八分。

問：承泣穴呢？

答：在目下七分。

以上二十穴，杂见于膀胱、胆、大肠、小肠与胃经，所谓阳蹻起足跟，循外踝而至头是也。分壮主治亦见前。

第三十五章　阴蹻经穴

问：阴蹻经穴，起何处？止何处？

答：起于照海穴，止于交信穴。

问：照海穴呢？

答：在内踝下四分。

问：交信穴呢？

答：在内踝上二寸，复溜前，筋骨陷中。

以上四穴，并分壮主治，皆见肾经。

第三十六章　阳维经穴

问：阳维经穴，起何处？止何处？

答：起于金门穴，止于哑门穴。

问：金门穴呢？

答：在足外踝下，丘墟后。

问：阳交穴呢？

答：在足外踝斜上七寸。

问：臑俞穴呢？

答：在肩后胛骨下廉陷中。

问：臑会穴呢？

答：在肩前三寸。

问：**天髎穴呢？**

答：在缺盆上，毖骨际。

问：**肩井穴呢？**

答：在缺盆上寸半。

问：**阳白穴呢？**

答：在眉上一寸。

问：**本神穴呢？**

答：在曲差旁一寸半。

问：**临泣穴呢？**

答：在目上入发际五分。

问：**目窗穴呢？**

答：在临泣后寸半。

问：**正营穴呢？**

答：在目窗后寸半。

问：**承灵穴呢？**

答：在正营后一寸。

问：**脑空穴呢？**

答：在承灵后寸半。

问：**风池穴呢？**

答：在脑空下发际间。

问：**日月穴呢？**

答：在期门下半寸。

问：**风府穴呢？**

答：在入后发际一寸。

问：**哑门穴呢？**

答：在入后发际五分。

以上三十二穴，杂见于膀胱、小肠、三焦与胆经、督脉，所谓阳维，由金门行于卫是也。分壮主治皆见前。

第三十七章　阴维经穴

问：**阴维经穴，起何处？止何处？**

答：起于筑宾穴，止于廉泉穴。

问：**筑宾穴呢？**

答：在内踝上六寸，腨分处。

问：**腹哀穴呢？**

答：在日月下寸半。

问：**大横穴呢？**

答：在腹哀下三寸半。

问：**府舍穴呢？**

答：在腹结下二寸。

问：**期门穴呢？**

答：在不容旁寸半，直乳下二肋间

问：**天突穴呢？**

答：在结喉下三寸。

问：**廉泉穴呢？**

答：在结喉上中央。

以上十二穴，杂见于脾经、肾经、肝经与任脉，所谓
阴维，由筑宾上行荣是也。分壮、主治皆见前。

第三十八章　奇经八脉解说

问：**奇经八脉解说呢？**

答：十二正经外，又有八脉，名为奇经，兹不具论，　137

而单论冲、任、督、带四脉。盖阳维、阳蹻两脉，行身之背，附于太阳经，以太阳统治之矣。阴维、阴蹻两脉，行身之前，附于太阴经，以太阴统治之矣。惟此四脉，主治有别，不能赅于十二经中，故另详之。西医画脉管，枝分派别，可谓详矣。然论络不归于经，论经不归脏腑，譬之有千军，而无一将，则亦无所统属矣。至于奇经八脉，中医且久不识，何怪西医不知耶。冲脉起于少腹之内胞中，挟脐左右上行，并足阳明之脉，至胸中而散，上挟咽喉。而至胞中，名为气海，乃呼吸之根也。人之呼气，由气海上胸膈，入肺管而出于喉，其路径全属冲脉而上，故内经云：冲为气街，盖指此也。凡是气逆，均责于冲，故仲景有降冲逆之法。胞中又名血海，胃中饮食之汁，奉心化血，下入胞中，即由冲脉导之使下。故内经云：女子二七而天癸至，太冲脉盛，月事以时下也。总之，胞中为先天肾气、后天脾血交会之所。冲脉起于胞中，导先天肾气而上行，以交于胃。导后天脾血下行，入胞中以交于肾。导气而上，导血而下，通于肾，隶于阳明，冲脉之所司可知矣。

　　按：冲脉者，出气之街衢也。气生于丹田，而其出路，则在脐下三寸，隔中行旁开五分，名气街穴。是气之出路，故名气街，近医因灵枢言，胸气有街，腹气有街，头气有街，足气有街，遂不能指出气街穴在何处。然内经明言起于气街，侠脐上行，则明指气街穴，在脐之下也。今人改气街为气穴，大失经旨。由气街至脐旁为肓俞，肓即膜也，丹田之膜，上会于脐，故此穴名肓俞也。又上胸至通谷穴而散，盖有膜上胸，则散为肺衣，而全包肺，故冲脉亦至此而散。肺衣会于咽，故冲脉又夹咽而止。总见气出于丹田，循脐旁上胸中，走肺衣中，又上会于咽，则气从之出矣。膜中气行之道路，即名冲脉。冲主气，与任之主血者不同。可知十二正经，奇经八脉，各有所主，然各脏腑气血往来之道路，有散有合，不得但指血管，以为经脉也。任脉起于少腹之内，胞室之下，出会阴之分，上毛际，循脐中央，至膻中，上喉咙，绕唇络于唇下之承浆穴，与督脉交。督脉在背，总制诸阳，谓之曰督；任脉在腹，总统诸阴，谓之曰任。阴阳相贯，故任与督两脉必相交，下则交于前后阴之间，上则交于唇之上下也。以先后天论之，督在脊，属肾，属先天。任在腹属脾，属后天。先天主气，下交胞中，后天主血，下交胞中，全在此二脉也。以水火论，督脉属气属火，任脉属血属水，心肾相交，水火既济，皆由于此。故任脉者，阴脉之海也。任脉起胞中，下至两阴之间，名会阴穴。谓与督脉相会，而在两阴间，故名会阴。上至少腹聚毛之处，名中极穴。又上至脐下三寸，为关元穴，乃元阳元阴交关之所。出脐中上行，至于鸠尾。再上二寸六分，为膻中穴。膻中是心包络，生血而出，随任脉上下运行，故任脉之穴兼具包络之名，正见任脉为心包行血也。从膻中上行三寸二分陷中，为紫宫穴，紫宫指心而言也。心应洛书，九紫离卦，故名紫宫。任脉至此，正内合于心，故以心位名之，正见任脉为心行血之统脉也。又上至唇下为承浆穴，与督脉会，而任脉终。其支者，循面而至于眼下。细观任督之起止，而知督脉主阳主气，任脉主阴主血，互相贯通，为人身之总司也。督脉起于肾中，下至胞室，肾中天一所生之癸水，入于胞中，全在督脉导之使下。肾气至胞，任脉应之，则心胃之血，乃下会于胞中。此为任督相交，心肾相济，道家坎离水火交媾之乡，即在于此。督脉络阴器，循二阴之间，与任脉会于下也。

贯脊上顶，交于人中，与任脉会于上也。今细察其脉，由鼻柱上脑，贯脊抵肾，由肾入胞中，据此道路观之，乃知督脉主阳，主生肾气。盖气生于天阳，吸于鼻孔，至脑门下肺管，循背脊而下入肾，又由肾入胞中，故吸入则胞中满也。吸入之气，实由鼻、由脑、由脊而下，故掩鼻张口能出气，而不能吸气，盖吸由脊下，非从鼻脑不能入也。呼由膈出，故张口能出气也。吸由脊下，督脉主之。知督脉之所主，乃知气之生化也。督脉起于胞中，出会阴穴，至尾闾骨端名长强穴。上至二十一椎名腰俞，是腰肾筋膜所联也。再上十四椎，当肾正中，为命门穴，乃肾系着脊之处，为督脉之主。盖任是心血所司，督是肾气所司，故命门为督脉之主穴也。又上至第三椎，为身柱穴，肺肾相交，为一身元气之宰，故称为柱。再上大椎至发际一寸宛中为风府，发上二寸五分为脑户，即西医脑后叶之中缝也。至巅①顶为百会穴，与肝脉交会于此。前行当囟门为囟会穴，谓心神上照于髓，以发知觉，即神与髓会之所也。又至额上发际为神庭穴，亦是心神上出于此之义。下至鼻准，至齿缝龈交穴而终。盖人身吸天阳入鼻，循脊下肾系，而入丹田，总归督脉所主，化气化精，为人生命之原，总督周身脏腑，故称督也。带脉当肾十四椎，出属带脉，围身一周，前垂至胞中，带胞总束诸脉，使不妄行，如人束带，故名。究带脉之所从出，则贯肾系，是带当属肾。女子一胞，全赖带脉主之，盖以其根结于命门也。环腰贯脊，居于身之中停，又当属之于脾。故脾病则女子带下，以其属脾，而又垂于胞门，故随带而下也。带脉后在十四椎，当

---

① 巅：原为"颠"，据《明代订正针灸大成》改。

肾之中，前在脐绕腰一周。带脉一穴，则在季肋，当少阳部位。近图带脉三穴，一带脉穴，在足少阳胆经，季肋之下一寸八分，再下三寸为五枢穴，又下为维道穴，似带脉绕行三匝，而有上、中、下三穴也。然难经云：带脉起于季肋，回身一周，无三匝之说。又灵枢经曰：足少阴脉别走太阳，至十四椎属带脉，后人遂以带为肾之别脉，非也。属带脉者，谓其为带脉所管束，非言带脉是肾之脉也。因穴居少阳之界，以为少阳脉者，亦非也。肝胆能为带脉之病，然带脉终非肝胆之脉。盖带主管束前后，前束任，而经心小肠之脐中，后束督，而经肾系之中。人生惟脾主中州，交合水火，带脉适当腰腹之中，应归为脾之脉也。其穴在胁，亦以前不居任位，后不居督位，正见其管束前后也。或疑带脉不与脾连，岂知腹中膜油，皆脾之物，肾着汤治带脉，以脾为主。女科以妇人带衣，皆归于脾，良有以也。按：督脉在背，总统诸阳，属先天。任脉在腹，总统诸阴，属后天。冲脉隶于阳明，而通于胞宫，由后天以交于先天肾者也。带脉出于肾中，以周行脾位，由先天以交于后天脾者也。四者互为工用，不可不详究焉。

第三十九章　经外奇穴名目主治

问：内迎香二穴呢？

答：在鼻孔中，治火眼暴痛，用芦管子搐出血即愈。

问：**鼻准穴呢？**

答：在鼻柱尖上，专治鼻上酒醉风，三棱针出血。

问：**耳尖穴呢？**

答：在两耳尖上，卷耳取，治眼生翳膜，用小艾炷五壮。

问：**聚泉穴**呢？

答：在舌上当中，吐出舌中，直有缝陷中是穴。治哮喘咳嗽，久嗽不愈，七壮。灸法用生姜切片，搭于穴中灸之，热嗽用雄黄和艾炷，冷嗽用冬花末和艾炷，灸后用清茶连生姜细嚼咽下，并治舌苔舌强，用小针出血。

问：**金津、玉液二穴**呢？

答：在舌下两旁紫筋上，是穴卷舌取之。治重舌肿痛，三棱针出血。

问：**鱼腰穴**呢？

答：在眉毛中间，治眼生垂帘翳膜。（针入一分，沿皮向两旁。）

问：**海泉穴**呢？

答：在舌下中央脉上，治消渴，用三棱针出血。（一云禁针。）

问：**太阳穴**呢？

答：在眉后陷中紫脉上，治眼红肿及头痛，用三棱针出血，其法以手紧扭其领，脉即现于脉上，刺出血极效。

问：**大骨空**呢？

答：在手大指中节上，屈指当骨尖陷中，治目久痛及生翳膜目障。（七壮。）

问：**中魁穴**呢？

答：在中指第二节骨尖，屈指得之，治五噎反胃吐食。（七壮泻之。）

问：**八邪、八风穴**呢？

答：在手五指歧骨间，左右手各四穴，名八邪。两足共八穴，名八风。

问：**大都穴**呢？

答：在虎口赤白肉际，握拳取之，治头风牙疼。（七壮一分。）

问：**上都穴**呢？

答：在手食指本节后，岐骨间，握拳取之，治手背红肿。（一分五壮。）

问：**中都穴**呢？

答：在手无名指本节后岐骨间。（主治同上。）

问：**下都穴**呢？

答：在手小指本节后岐骨间。（主治同上。）

问：**十宣穴**呢？

答：在手指头上去爪甲一分，每指各一穴，治乳蛾以三棱针出血。

问：**五虎穴**呢？

答：在手两食指及两无①名指第二节骨尖，握拳取之，治五指拘挛。（五壮。）

问：**肘尖穴**呢？

答：在两手肘骨尖上，屈肘得之，治瘰疬。（可灸七七壮。）

问：**肩柱骨**呢？

答：在肩端起骨尖上，治瘰疬及手不举。（七壮。）

问：**二白穴**呢？

答：在掌后横纹中，直上四寸，一手两穴，一在大筋内间使穴后一寸，一在大筋外，二穴相并，治痔脱肛。

---

① 无：原脱，据《明代订正针灸大成》补。

问：独阴穴呢？

答：在足二指下横纹中，治小肠疝气，又下死胎胞衣，哕呕，吐血，月经不调。（五壮。）

问：内踝尖呢？

答：在足内踝骨尖，治下片牙疼脚转筋。（七壮。）

问：外踝尖呢？

答：在足外踝骨尖，治脚气寒，外廉转筋，以三棱针出血。

问：囊底穴呢？

答：在阴囊一字纹中，治肾脏风疮及小肠疝气，肾家一切症候。（七壮，艾如鼠屎。）

问：鬼哭穴呢？

答：在手足大拇指去爪甲角如韭叶，两指并起，用帛缚之，当两指岐缝中是穴。治五痫等症，正发时灸之甚效。（鬼哭，或作鬼眼，非鬼眼，乃腰眼穴也。鬼哭，谓鬼邪哭而求自去之意。）

问：竞骨穴呢？

答：在梁丘穴两旁，各开寸半，两足共四穴，治腿痛。（七壮。）

问：中泉穴呢？

答：在手背腕中，阳溪阳池中间陷中，治心痛及腹中诸气疼不可忍。（二七壮。）

问：四关穴呢？

答：即两合谷、两太冲是也。

问：小骨空呢？

答：在手小指第二节骨尖，治手节骨疼，眼痛。（七壮。）

问：印堂穴呢？

答：在两眉中陷处，治小儿惊风。（一分五壮。）

问：子宫穴呢？

答：在中极两旁各开三寸，治妇人久无子嗣。（二七壮。）

问：龙玄穴呢？

答：在两手侧腕紫脉上，治手痛。（七壮。）

问：四缝穴呢？

答：在手四指内，中节是穴，治小儿猢狲劳。（三棱针出血。）

问：拳尖穴呢？

答：在两手中指本节骨尖，握拳取之，治内障眼。（三壮。）

问：阑门穴呢？

答：在曲骨穴两旁各开三寸，治膀胱七疝，奔豚等症。

问：百虫窠呢？

答：即血海也，在膝内廉上二寸半，治下部生疮。（七壮五分。）

问：睛中穴呢？

答：在眼睛黑珠正中，取穴之法，先用布搭目外，以冷水淋一刻，方将三棱针于目外角，离黑珠一分许，刺入半分之微，然后入金针约数分深，旁入自上层转拨向瞳人，轻轻而下，一饭顷出针，轻扶偃卧，仍用青布搭目外，再以冷水淋三日夜止，初针盘膝正坐，将箸一把两手握于胸前，宁心正视，其穴易得。治一切内障，顷刻光明，凡学针人眼者，先试针羊眼，羊眼复明，方针人眼，不可造次。

第四十章 经外奇穴主治歌

问：经外奇穴主治歌呢？

答：正经之外各奇穴，鼻准棱针酒醉风，内迎香搐暴火眼，耳尖五壮治翳朦。

聚泉七壮灸喘嗽，金津玉液重舌针，鱼腰可治垂廉疾，海泉舌底消渴针。

太阳头痛眼红肿，大骨七壮灸眼疼，中魁七壮治反噎，八邪五指岐骨中。

八风足趾岐骨内，大都刺牙痛头风，上都治手臂红肿，中都下都主治同。

十宣在十指尖上，五虎五指拘挛祟，肘尖瘰疬七七壮，肩柱瘰疬亦可攻。

二白能治脱肛痔，独阴灸疝效如神，内踝尖治下牙痛，外踝脚气并转筋。

囊底灸肾一切症，鬼哭灸痫发最灵，竞骨四穴灸腿痛，中泉心痛与气疼。

四关合谷太冲穴，小骨手节并眼疼，子宫医妇久无子，印堂沿皮止惊风。

龙玄七壮治手痛，四缝亦可疗猢狲，拳尖三壮灸内障，阑门七壮主奔豚。

百虫窠治下疮疥，睛中内障勿轻攻。

第四十一章　井荥俞原经合图说

问：井荥俞原经合图说呢？

答：①

	肺	脾	心	肾	包络	肝	
井_木	少商	隐白	少冲	涌泉	中冲	大敦	春刺
荥_火	鱼际	大都	少府	然谷	劳宫	行间	夏刺
俞_土	太渊	太白	神门	太溪	太陵	太冲	季夏刺
经_金	经渠	商丘	灵道	复溜	间使	中封	秋刺
合_水	尺泽	阴陵泉	少海	阴谷	曲泽	曲泉	冬刺

	大肠	胃	小肠	膀胱	三焦	胆	
井_金	商阳	厉兑	少泽	至阴	关冲	窍阴	所出
荥_水	二间	内庭	前谷	通谷	液门	侠溪	所溜
输_木	三间	陷谷	后溪	束骨	中渚	临泣	所注
原	合谷	冲阳	腕骨	京骨	阳池	丘墟	所过
经_火	阳溪	解溪	阳谷	昆仑	支沟	阳辅	所行
合_土	曲池	三里	小海	委中	天井	阳陵泉	所入

按：所出为井，井象水之泉，所溜为荥，荥象水之陂，所注为俞，俞象水之窍，所行为经，经象水之流，所入为

---

① 原为无格排版，今为查阅方便改为表格。

合，合象水之归，皆取水义也。

又按：春刺井，井者，东方春也，万物之始生，故曰井。冬刺合，合者，北方冬也，阳气潜藏，故曰合，举始终而言，荥输经在其中矣。

又按：诸井肌肉浅薄，泻井当泻荥，补井当补合。

第四十二章　肺经穴总歌

问：肺经穴总歌呢？

答：太阴肺兮出中府，云门之下寸六许，云门气户旁二寸，巨骨之下举臂取。

天府腋下三寸求，侠白肘上五寸主，尺泽肘中纹约论，孔最腕则①七寸举。

列缺腕侧上寸半，经渠寸口陷脉取，太渊掌后横纹头，鱼际节后散脉里。

少商大指内侧寻，去爪韭叶斯为的。

第四十三章　大肠经穴总歌

问：大肠经穴总歌呢？

答：手阳明兮属大肠，食指外侧号商阳，本节前取二间定，本节后寻三间强。

岐骨陷中寻合谷，阳溪腕中上侧详，腕后三寸是偏历，五寸五分温溜乡。

---

① 则：考《针灸问对》为上，《针灸聚英》《黄帝内经灵枢集注》为中，遵原貌，未做改动。

下廉上廉下一寸，上廉里下一寸方，屈肘曲中曲池得，池下二寸三里场。

肘髎大骨外廉陷，五里肘上三寸量，臂臑髃下一寸取，肩髃肩端两骨当。

巨骨肩端叉骨罅，天鼎缺盆之上藏，扶突曲颊下一寸，禾髎五分水沟旁。

鼻孔两旁五分处，左右二穴皆迎香。

第四十四章　胃经穴总歌

问：胃经穴总歌呢？

答：胃之经兮足阳明，头维本神寸五寻，下关耳前动脉处，颊车耳下八分针。

承泣目下七分取，四白一寸不可深，巨髎孔旁八分定，地仓挟吻四分临。

大迎颊前寸三分，人迎结旁大脉真，水突在颈大筋下，直居气上下于人。

气舍迎下侠天突，缺盆横骨陷中亲，气户俞府旁二寸，至乳六寸四分程。

库房屋翳膺窗近，两乳中心名乳中，次有乳根出乳下，各寸六分相去同。

穴侠幽门一寸五，是穴不容依法数，其下承满至梁门，关门太乙从头举。

节次挨排滑肉门，门各一寸为定理，天枢二寸侠脐旁，外陵枢下一寸当。

二寸大巨五水道，归来七寸已相将，气冲来下外一寸，急脉气冲内五分。

髀关伏兔后交分，伏兔市上三寸强，阴市膝上三寸许，梁丘二寸得共量。

膝膑骨下寻犊鼻，膝眼二穴在两旁，膝下三寸三里位，里下三寸上廉地。

条口上廉下一寸，下廉条下一寸系，丰隆下廉外一寸，踝上八寸分明记。

解溪冲阳后寸半，冲阳陷上二寸据，陷谷内庭后二寸，内庭次指外间是。

厉兑次指外侧端，去爪韭叶胃止处。

第四十五章　脾经穴总歌

问：脾经穴总歌呢？

答：拇指内侧隐白位，大都节前陷中据，太白核骨下陷中，公孙节后一寸至。

商丘有穴属经金，踝下微前陷中是，内踝三寸三阴交，漏谷六寸有次第。

膝下五寸为地机，阴陵内侧膝辅际，血海分明膝膑上，内廉肉际二寸半。

箕门血海上六寸，筋间动脉须详谛，冲门四寸三分大横下，三寸三分寻府舍。

腹结横下寸三分，大横二穴侠脐胯，腹哀寸半下日月，上与食窦相连接。

食窦天溪及胸乡，周荣各一寸六者，大包渊腋下三寸，出九肋间当记也。

第四十六章　心经穴总歌

问：心经穴总歌呢？

答：少阴心起极泉中，腋下筋间脉入胸，青灵肘上三寸取，少海肘内节后容。

灵道掌后一寸半，通里腕后一寸逢，阴郄五分取动脉，神门掌后锐骨同。

少府本节劳宫直，小指内侧取少冲。

第四十七章　小肠经穴总歌

问：小肠经穴总歌呢？

答：手小指端起少泽，前谷外侧节间索，节后陷中是后溪，腕骨陷前看外侧。

腕中骨下阳谷讨，踝后上陷名养老，支正腕后量五寸，小海肘端五分好。

肩贞胛下两骨解，臑俞大骨之下保，天宗骨下有陷中，秉风髎后举有空。

曲垣肩中曲胛里，外俞胛上三寸从，肩中二寸大椎旁，天窗颊下动脉详。

天容耳下曲颊后，颧髎面端锐骨当，听宫耳珠大如菽，此一经为手太阳。

第四十八章 膀胱经穴总歌

问：膀胱经穴总歌呢？

答：足太阳兮膀胱经，目眦内侧始睛明，眉头陷中名攒竹，眉冲曲差神庭中。

曲差寸半神庭畔，五处挨排列上星，承光五处后寸半，通天络却亦相承。

玉枕横挟于脑后，尺寸当准铜人经，天柱侠项后发际，大筋外廉陷中是。

侠脊相去寸五分，第一大杼二风门，肺俞三椎厥阴四，心俞五椎之下论。

督俞膈俞相梯级，第六第七次第立，第八椎下穴无名，肝俞第九胆第十。

十一椎下脾俞举，十二椎下胃俞取，三焦肾俞气海俞，十三四五为定矩。

大肠关元俞安量，十六十七椎两旁，十八椎下小肠俞，十九椎下寻膀胱。

中膂二十椎下是，白环二十一椎当，上髎次髎中与下，一空二空侠腰胯。

并同侠脊四个穴，载在千金相连亚，会阳阴尾旁八分，分寸须与督脉亲。

第二椎下外附分，侠脊相去古法云，先除脊骨量三寸，不是灸穴能伤筋。

魄户三椎膏肓四，四下五上胛骨里，第五椎下索神堂，第六椎下寻譩譆。

膈关第七魂门九，阳纲意舍依此数，胃仓肓门屈指谈，椎看十二与十三。

志室次之为十四，胞肓十九合相参，秩边二十椎下详，承扶臀下阴纹当。

殷门承扶下六寸，浮郄一寸上委阳，委阳委中向外取，腘中外廉两筋乡。

委中膝腘约纹里，此下三寸寻合阳，承筋腨肠中尖是，承山腨下分肉旁。

飞扬外踝上七寸，跗阳踝上三寸量，金门正在外踝下，昆仑踝后跟骨中。

仆参跟骨下陷是，申脉分明踝下容，京骨外侧大骨下，束骨本节后相通。

通谷本节前陷索，至阴小指外侧逢。

第四十九章　肾经穴总歌

问：肾经穴总歌呢？

答：涌泉屈足卷指取，肾经起处此其所，然谷踝前大骨下，踝后跟上太溪府。

溪下五分寻大钟，水泉溪下一寸许，照海踝下阴蹻生，踝上二寸复溜名。

溜前筋骨取交信，亦曰踝上二寸行，筑宾六寸腨分处，阴谷膝内辅骨际。

横骨有陷如仰月，大赫气穴四满注，中注肓俞正挟脐，六穴一寸各相去。

商曲石关上阴都，通谷幽门一寸居，幽门巨关旁寸半，步廊神封过灵墟。

神藏彧中入俞府，各一寸六不差殊，欲知俞府之位分，璇玑穴旁各二寸。

第五十章　心包络经穴总歌

问：心包络经穴总歌呢？

答：厥阴心包何处得，乳外二寸天池索，天泉腋下二寸求，曲泽内廉寻动脉。

郄门去腕四寸通，间使掌后三寸逢，内关去腕才二寸，大陵①掌后两筋中。

劳宫掌内屈指取，中指内侧出中冲。

第五十一章　三焦经穴总歌

问：三焦经穴总歌呢？

答：三焦名指外关冲，小次之间名液门，中渚次指本节后，阳池表腕有穴存。

腕后二寸外关络，支沟腕上三寸约，会宗三寸空中求，沟旁一寸无令错。

沟上一寸臂大脉，三阳络穴之所宅，四渎肘前五寸间，天井肘上一寸侧。

肘上二寸清冷渊，消泺臂外肘分索，臑会肩头三寸中，肩髎肩端臑上通。

天髎盆上悬骨际，天牖傍颈后天容，翳风耳后尖角陷，瘛脉耳后鸡足逢。

颅息耳后青络脉，角孙耳廓开有空，丝竹眉后陷中看，

---

　　①　大陵：原为太陵，现通用穴名"大陵"，径改。

和髎耳前锐发同。

耳门耳珠当耳缺，此穴禁灸分明说。

第五十二章　胆经穴总歌

问：胆经穴总歌呢？

答：少阳瞳髎起目外，耳前陷中寻听会，上关耳前开有空，颔厌颞颥上廉系。

悬颅正在颞颥端，悬厘颞颥下廉看，曲鬓掩耳正尖上，率谷耳鬓寸半安。

本神耳上入发际，四分率横向前是，曲差之旁各寸半，阳白眉上一寸计。

临泣有穴当两目，直上发际五分属，目窗正营各寸半，承灵营后寸半录。

天冲耳后二寸逢，浮白发际一寸从，窍阴枕下动有空，完骨耳后四分通。

脑空承灵后寸半，风池后发际陷中，肩井肩前寸半看，渊腋腋下三寸安。

辄筋平前复一寸，日月期门下五分，京门监骨腰间取，带脉季肋寸八分。

五枢带下三寸许，维道章下五三分，居髎章下八三是，环跳髀枢宛宛论。

两手着腿风市谋，膝上五寸中渎搜，阳关陵上犊鼻外，阳陵品骨下寸求。

阳交外踝斜七寸，正上七寸寻外丘，光明除踝上五寸，阳辅踝上四寸收。

悬钟三寸看绝骨，丘墟踝下陷中出，临泣寸半后侠溪，五会一寸灸早卒。

侠溪小指歧骨间，窍阴小次外侧觅。

第五十三章　肝经穴总歌

问：肝经穴总歌呢？

答：厥阴大敦三毛侧，行间骨间动脉处，节后有络连五会，太冲之脉诚堪据。

中封一寸内踝前，蠡沟踝上五寸据，中都七寸胻骨中，膝关犊下二寸容。

曲泉纹头两筋间，阴包四寸膝膑上，五里气冲下三寸，动脉应手阴股向。

阴廉穴在横纹胯，去冲二寸羊矢下，羊矢气冲外一寸，分明有穴君可问。

章门脐上二寸量，横取六寸看两旁，期门不容旁寸半，直乳之下二肋详。

第五十四章　督脉经穴总歌

问：督脉经穴总歌呢？

答：长强骶骨端三分，腰俞廿一椎下中，阳关十六椎下取，命门十四椎下存。

悬枢在十三椎下，脊中十一椎下论，中枢十椎下俯取，此穴气府论注登。

筋缩九椎下俯取，至阳七椎下俯扪，灵台六椎之下是，神道五椎之下分。

身柱三椎下俯取，陶道一椎下可扪，大椎一椎之上陷，哑门入发际五分。

风府发际入一寸，脑户风上寸半寻，强间脑户上寸半，后顶强上寸半存。

百会后顶前寸半，前顶百会寸半轮，囟会前顶前寸半，上星囟会上寸寻。

神庭上星前半寸，直入前发际五分，素髎鼻准上端是，水沟穴即是人中。

兑端上唇端是穴，龈交唇内龈缝寻。

第五十五章 任脉经穴总歌

问：任脉经穴总歌呢？

答：会阴穴在两阴间，曲骨毛际陷中探，子宫中极旁三寸，中极关元下寸间。

关元脐下三寸取，石门脐下二寸探，气海脐下寸有半，阴交脐下一寸当。

神阙当脐中是穴，水分脐上一寸量，下脘脐上二寸取，建里脐上三寸间。

中脘上脘下一寸，上脘巨阙下寸方，巨阙鸠尾下一寸，鸠尾中庭下寸当。

中庭膻中下寸六，膻中堂下寸六量，玉堂紫宫下寸六，紫宫华下寸六量。

华盖璇玑下寸六，璇玑天突寸六量，天突结喉下三寸，廉泉结喉上中央。

承浆唇棱下陷是，此为任脉廿四端。

157

第五十六章　冲脉经穴总歌

问：冲脉经穴总歌呢？

答：幽门巨阙旁寸半，通谷幽门下寸居，阴都通谷下一寸，石关阴都下寸居。

商曲石关下一寸，肓俞商曲二寸居，中注肓俞下一寸，四满中注下寸居。

气穴四满下一寸，大赫气穴下寸居，横骨大赫下一寸，此为冲脉廿二区。

第五十七章　带脉经穴总歌

问：带脉经穴总歌呢？

答：带脉季肋寸八分，五枢带下三寸存，维道章下五三得，此乃带脉六穴临。

第五十八章　阳跷经穴总歌

问：阳跷经穴总歌呢？

答：申脉外踝下五分，仆参跟骨下陷中，跗阳外踝上三寸，居髎章下八三分。

肩髃肩端两骨陷，巨骨肩端叉骨中，臑俞肩胛下廉陷，地仓侠吻四分临。

巨髎孔旁八分定，承泣目下七分寻，此乃阳跷二十六，针科分别要精明。

第五十九章　阴蹻经穴总歌

问：阴蹻经穴总歌呢？

答：阴蹻照海与交信，四穴内踝上下寻。

第六十章　阳维经穴总歌

问：阳维经穴总歌呢？

答：金门穴在外踝下，阳交踝上斜七当，臑俞肩髎后胛下，臑会肩头三寸量。

天髎盆上悆骨际，肩井盆上寸半藏，阳白眉上一寸取，本神寸半曲差旁。

临泣发际五分上，目窗临后寸半看，正营目窗后寸半，承灵正营后寸探。

脑空承灵后寸半，风池脑空发际间，日月期门下半寸，风府后发际寸端。

哑门发际五分是，阳维三十二穴当。

第六十一章　阴维经穴总歌

问：阴维经穴总歌呢？

答：筑宾内六腨分上，腹哀日月下寸半，大横哀下三寸五，府舍腹结下二寸。

期门直乳下二肋，天突结喉下三寸，廉泉结喉上中央，此乃阴维穴十二。

第六十二章　奇经八脉总歌

问：奇经八脉总歌呢？

答：督脉起自下极腧，并于脊里上风府，过脑额鼻人龈交，为阳脉海都纲要。

任脉起于中极底，上腹循喉承浆里，阴脉之海任所谓，冲脉出胞循脊里。

从腹会咽络口唇，女人成经为血室，脉并少阴之肾经，与任督本于会阴。

三脉并起而异行，阳跷自足外踝起，循外踝上入风池，阴跷内踝循喉嗌。

诸阴交起阴维脉，发足少阴筑宾郄，诸阳会络阳维①脉，太阳之郄金门穴。

带脉周回季肋间，会于维道足少阳，所谓奇经之八脉，维系诸经乃顺常。

第六十三章　经外奇穴总歌

问：经外奇穴总歌呢？

答：更有经外各奇穴，鼻孔之内二迎香，鼻准耳尖各要穴，聚泉一次舌中当。

金津玉液舌左右，鱼腰二穴眉中间，海泉穴在舌之下，太阳眉后陷中探。

大骨空大指中节，中魁中指二节端，八邪手歧八风足，

---

　① 维：原为"为"，据上下文改。

大都虎口赤白间。

上都食中本节后，中都名指本节藏，下都小指本节后，十宣去爪甲一分。

五虎四穴食名指，二节骨尖握拳寻，肘尖二穴屈肘得，肩柱肩端起骨尖。

二白在郄门内外，独阴二指下横纹，外内踝尖共四穴，囊底穴在阴囊中。

鬼哭手足大甲角，竟骨梁旁寸半寻，中泉阳溪阳池畔，四关合谷与太冲。

小骨小指二节陷，印堂两眉中陷针，子宫中极旁三寸，龙玄侧腕紫筋分。

四缝手指内中节，拳尖中指本节寻，阑门曲骨开三寸，百虫窠即血海间。

睛中跟黑珠中是，此乃经外奇穴名。

第六十四　井荥俞原经合总歌

问：井荥俞原经合总歌呢？

答：少商鱼际与太渊，经渠尺泽肺相连，商阳二三间合谷，阳溪曲池大肠牵。

隐白大都太白脾，商丘阴陵泉要知，厉兑内庭陷谷胃，冲阳解溪三里随。

少冲少府属于心，神门灵道少海寻，少泽前谷后溪腕，阳谷小海小肠经。

涌泉然谷与太溪，复溜阴谷肾所宜，至阴通谷束京骨，昆仑委中膀胱知。

中冲劳宫心包络，大陵间使传曲泽，关冲液门中渚焦，阳池支沟天井索。

大敦行间太冲间，中封曲泉属于肝，窍阴侠溪临泣胆，丘墟阳辅阳陵泉。

第六十五章　穴名同异

问：一穴二名呢？

答：后顶：一名交冲①。强间：一名大羽。窍阴：一名枕骨。

脑户：一名合颅。曲鬓：一名曲发。脑空：一名颞颥。

颅息页：一名颅息。听宫：一名多所闻。瘛脉：一名资脉。

素髎：一名面正。水沟：一名人中。承浆：一名悬浆。

廉泉：一名舌本。风府：一名舌本。上星：一名神堂。

丝竹空：一名目髎。睛明：一名泪孔。巨髎：一名巨窌。

肩井：一名膊井。渊腋：一名泉液。臑会：一名臑髎。

大椎：一名百劳。命门：一名属累。风门：一名热门。

巨阙：一名心募。期门：一名肝募。肾俞：一名高盖。

中膂：一名脊内俞。天窗：一名窗龙。天鼎：一名天顶。

天突：一名天瞿。扶突：一名水突。天池：一名天会。

人迎：一名五会。缺盆：一名天盖。腧府：一名输府。

玉堂：一名玉英。神阙：一名气舍。四满：一名髓府。

腹结：一名肠窟。冲门：一名慈宫。气冲：一名气街。

---

① 一名交冲：原比后顶字小，今俱改大字，本章下同。

横骨：一名曲骨端。辄筋：一名神光。阳辅：一名分肉。

会阳：一名利机。太渊：一名太泉。水分：一名分水。

会阴：一名屏翳。三间：一名少谷。合谷：一名虎口。

商阳：一名纯阳。二间：一名间谷。少冲：一名经始。

少海：一名曲节。阳溪：一名中魁。阳池：一名别阳。

支沟：一名飞虎。蠡沟：一名交仪。少泽：一名小吉。

中都：一名中郄。三阳络：一名通门。阴包：一名阴胞。

中封：一名悬泉。委中：一名血郄。悬钟：一名绝骨。

漏谷：一名太阴络。阴交：一名横尸。血海：一名百虫窠。

上廉：一名上巨虚。下廉：一名下巨虚。地机：一名脾舍。

伏兔：一名外勾。太溪：一名吕细。照海：一名阴蹻。

阴市：一名阴鼎。昆仑：一名下昆仑。飞扬：一名厥阳。

跗阳：一名付阳。金门：一名梁关。环跳：一名髀骨。

申脉：一名阳蹻。涌泉：一名地冲。仆参：一名安邪。

阴都：一名食宫。水突：一名水门。

问：一穴三名呢?

答：络却：一名强阳，一名脑盖。 禾髎：一名长颊，一名禾髎。

客主人：一名上关，一名客主。 瞳子髎：一名前关，一名太阳。

颊车：一名机关，一名曲牙。 听会：一名听河，一名后关。

163

肩髃：一名中肩井，一名偏肩。　脊中：一名神宗，一名脊俞。

膻中：一名亶中，一名元见。　鸠尾：一名尾翳，一名髑骬。

上脘：一名上管，一名胃腕。　中脘：一名太仓，一名胃募。

中府：一名府中俞，一名肺募。劳宫：一名五里，一名掌中。

大赫：一名阴维，一名阴关。　长强：一名气都，一名撅骨。

日月：一名神光，一名胆募。　承筋：一名腨肠，一名真阳。

温溜：一名池头，一名逆注。　复溜：一名吕肠，一名伏勾。

阳关：一名阳陵，一名关陵。　阳交：一名别阳，一名足窌。

神门：一名锐中，一名中都。　然谷：一名然骨，一名龙渊。

天泉：一名少湿，一名天湿。

问：一穴四名呢？

答：哑门：一名喑门，一名舌厌，一名舌横。

攒竹：一名始光，一名光明，一名员柱。

关元：一名丹田，一名大中极，一名小肠。

中极：一名玉泉，一名气原，一名膀胱募。

天枢：一名长溪，一名谷门，一名天肠募。

京门：一名气腹，一名气府，一名肾募。

承山：一名鱼腹，一名肉柱，一名肠山。

承扶：一名内郄，一名阴关，一名皮部。

问：一穴五名呢？

答：百会：一名三阳，一名五会，一名巅上，一名天满。

章门：一名长平，一名季胁，一名胁髎，一名脾募。

问：一穴六名呢？

答：腰俞：一名背解，一名髓府，一名腰户，一名髓孔，一名腰柱。

石门：一名利机，一名三焦募，一名丹田，一名精露，一名俞门。

问：名同穴异呢？

答：头临泣，足临泣。头窍阴，足窍阴。腹通谷，足通谷。

背阳关，足阳关。手三里，足三里。手五里，足五里。

第六十六章　穴名同异总歌

问：一穴二名呢？

答：后顶一名为交冲，强间大羽一穴同，头之窍阴名枕骨，脑户合颅名异同。

曲鬓又名为曲发，脑空颞颥本二名，颅息页一作为颅息，听宫一名多所闻。

瘈脉一名为资脉，素髎又有面正名，水沟即是人中穴，承浆又有悬浆名。

廉泉风府名舌本，上星亦名为神堂，丝竹又有目髎号，睛明又有泪孔名。

巨髎巨窍同一穴，肩井膊井一穴名，渊腋泉液避唐讳，　165

臑会臑髎一穴名。

大椎一号百劳穴，命门属累一穴名，风门热门同一穴，巨阙心募一穴称。

期门一名为肝募，肾俞高盖一穴名，中膂一名脊中俞，天窗一名为窗笼。

天鼎天顶同一号，天突天瞿一穴名，扶突一名为水突，天池天会一穴名。

人迎又名为五会，缺盆天盖一穴名，俞府又名为输府，玉堂玉英一穴名。

神阙一名为气舍，四满又有髓府名，腹结一名为肠窟，冲门一名上慈宫。

气冲气街同一穴，横骨一名曲骨端，辄筋又有神光号，阳辅肉分一穴名。

阴都食宫同一穴，水突一名为水门，水分分水同一穴，会阴屏翳一穴名。

会阳一有利机号，太渊太泉同一称，商阳纯阳皆一穴，二间又有间谷名。

三间一名为少谷，合谷虎口同一称，阳溪亦有中魁号，少冲经始一穴名。

少海又名为曲节，少泽又有小吉名，阳池别阳同一穴，支沟亦有飞虎称。

交仪即是蠡沟穴，中封一穴为悬泉，中都又名为中郄，三阳络穴号通门。

阴包阴胞同一号，阴交横户一穴名，委中一名为血郄，悬钟绝骨一穴名。

漏谷一名太阴络，地机脾舍一穴名，血海百虫窠一穴，上廉一名上巨虚。

下廉亦名为下巨，阴市阴鼎一穴名，伏兔一名外勾穴，太溪吕细随人称。

照海一名为阴蹻，金门梁关一穴名，昆仑一名下昆仑，飞扬又有厥阳名。

跗阳一作付阳写，仆参安邪同一称，环跳一名为髀骨，申脉又有阳蹻名。

涌泉地冲同一穴，此为一穴有二名。

问：一穴三名呢？

答：络却强阳脑盖名，禾髎长频禾窌同，客主人上关客主，瞳髎前关太阳名。

颊车机关曲牙号，听会听河后关名，肩髃偏肩肩中井，脊中脊俞神宗名。

膻中亶中称元见，鸠尾尾翳髑骺名，上脘上管即胃脘，中脘太仓胃募名。

中府肺募府中俞，劳官五里掌中名，大赫阴维阴关号，长强气郄撅骨名。

日月神光名胆募，承筋腨肠真阳名，温溜池头逆注号，复溜吕肠伏勾名。

阳关阳陵关陵号，阳交别阳足髎名，神门锐中中都号，然谷然骨龙渊称。

天泉少湿天湿号，此为一穴三个名。

问：一穴四名呢？

答：舌横舌厌喑哑门，攒竹员柱始光①明，关元丹田大中极，小肠募穴四个名。

中极玉泉气原同，膀胱之募共四名，天枢长溪谷门号，

---

① 光：小字"光"为著者加注解。

大肠之募共四名。

京门气腹与气府，肾募一穴共四名，承山鱼腹肉柱肠山，承扶内郄皮部阴关。

此皆一穴四名号，大共三十二个名。

问：一穴五名呢？

答：百会三阳五会称，巅上天满五个名，章门长平和季胁，胁髎髀募五个名。

问：一穴六名呢？

答：腰俞背解腰户称，髓孔髓府腰柱名，石门利机三焦募，丹田精露俞门称。

问：名同穴异呢？

答：临泣临泣头足分，窍阴窍阴头足名，通谷通谷分足腹，阳关阳关足背分，

三里五①里分手足，此乃穴异名号同。

第六十七章　全身取寸歌

问：全身取寸歌呢？

答：前发际至后发际，一尺二寸君须记，或从眉心上三寸，大椎至发尺八计。

头横量眼内外眦，中庭至脐八寸是，中庭膻中下寸六，膻中平两乳间觅。

天突至膻直八寸，脐下曲骨五寸系，横量两乳横八寸，手足背横中指取。

---

① 五：原不清楚，毛笔批改为五，据上文改。

问：背部直寸歌呢？

答：上七一寸四分一，中七一六零一厘，下七一寸二分六，共为三尺廿一椎。

第六十八章 禁针灸穴道歌

问：禁针穴歌呢？

答：脑户囟会及神庭，玉枕络却到承灵，颅息角孙承泣穴，神道灵台膻中明。

水分神阙会阴上，横骨气冲针莫行，箕门承筋手五里，三阳络穴到青灵。

妊妇不宜针合谷，三阴交内亦通论，石门针灸应须忌，女子终身孕不成。

外有云门并鸠尾，缺盆客主深晕生，肩井深时亦晕倒，急补三里人还平。

刺中脏腑人皆死，冲阳血出投幽冥，海泉颧髎乳头上，脊间中髓伛偻形。

手鱼腹陷阴股内，膝膑筋会及肾经，腋股之下各三寸，目眶关节皆通评。

问：禁灸穴歌呢？

答：哑门风府天柱惊，承光临泣头维平，丝竹攒竹睛明穴，素髎禾髎迎香程。

颧髎下关人迎去，天牖天府到周荣，渊液乳中鸠尾下，腹哀臂后寻肩贞。

阳池中冲少商穴，鱼际经渠一顺行，地五阳关脊中膂，隐白漏谷通阴陵。

条口犊鼻上阴市，伏兔髀关申脉迎，委中殷门承扶上，白环心俞同一经。

第六十九章　禁忌针灸日期

问：针灸禁忌如何？

答：禁忌之说，多与素问不合，乃后世术家所言。惟四季避忌，与素问相符，只避此及逐日人神可耳，然急病亦可不避也。

问：四季人神避忌日呢？

答：春秋左右胁，冬夏在腰脐，四季人神处，针灸莫妄施。又歌：春逢甲乙戊，夏逢丙丁己，秋逢庚辛戊，冬逢壬癸己。

问：逐日人神禁针灸歌呢？

答：初一十一廿一，起足拇鼻柱手小指。初二十二二十二，外踝发际外踝位。

初三十三二十三，股内牙齿足及肝。初四十四廿四，有腰间胃脘阳明手。

初五十五廿五，并口内遍身足阳明。初六十六廿六，同手掌胸前又在胸。

初七十七二十七，内踝气冲及在膝。初八十八廿八，辰腕内股内又在阴。

初九十九二十九，在尻在足膝胫后。初十二十三十日，腰背内踝足跗觅。

第七十章　制备针灸法

问：针有几种？

答：内经灵枢九针之名，各不同形。一曰镵针，又名箭头针，头大末锐，长一寸六分，广半寸。二曰员针，身员锋如卵形，长一寸六分。三曰鍉针，其锋如黍粟之锐，长三寸五分。四曰锋针，其刃三隅，又名三棱针，长一寸六分。五曰铍针，一作鈹针，亦名剑针，末如剑锋，长四寸，广二分半。六曰员利针，尖如牦，且圆且锐，中身微大，长一寸六分。七曰毫针，尖如蚊虻喙，长三寸六分。八曰长针，锋利身薄，长七寸。九曰火针，一曰燔针，尖如梃，其锋微圆，长四寸。

又按：素问九针论，其文皆繁称远引，后人莫测其倪，容园曾于沪上访问针师刘云阶辈，金谓古针虽有九种，某等屡造，总不如法，用亦不灵，后得真传只用毫针及三棱针两种。毫针医病有手法，三棱针不去锋便出血，无手法。毫针去锋，遇筋筋躲，逢①骨骨顶，取其不伤人也。

问：造针用何材料？

答：本草云：马衔铁无毒，以马属午属火，火克金，解铁毒故用此。

问：制针法呢？

答：先将马衔铁造成铁丝，放火中煅红，次截之，或二、三、五寸不等，以蟾酥涂针上，仍入火中微煅，不可令红，取起。照前涂蟾酥，连煅三次至末次，乘热插入腊

---

① 逢：原为"缝"，据《针灸易学》改。

肉，皮之里肉之外，将后药先用水三碗煎沸，次入针肉在内煮至水干，倾入冷水中待冷，将针取出于黄土中插百余下，以去火毒，次以铜丝缠其首，其针锋要磨圆，不可用尖刃，煮针药列后：

真麝香五分　胆矾一钱　石斛一钱　甲珠一钱　川芎三钱　归尾三钱

朱砂三钱　没药三钱　郁金三钱　细辛三钱　草节五钱　沉香一钱

磁石一两即吸铁石

问：灸病用何材料？

答①：本草云：艾味苦，气微温，阴中之阳，无毒，主灸百病。丹溪云：艾性至热，入药服则下行，入火灸则上行。又潮州镇军范培兰留心灸法，因得异人传授，制为药针，药皆纯正，每遇风寒暑湿，瘤疾沉疴，治无不效。灸药列后：

艾绒三两　硫黄二钱　真麝一钱　乳香　没药　松香桂枝　杜仲

枳壳　皂甲　细辛　川芎　独活　甲珠　雄黄　白芷全蝎　牛黄

以上十五味，各一钱，共为细末，和匀。裁定皮纸，将药铺上厚分许，层纸层药，凡三层，卷紧。再以桑皮纸，厚糊数层，以鸡蛋清通刷外层，勿令泄气，阴干备用。

---

① 答：原为"问"，毛笔批改为答，据文意改。

第七十一章　行针法

问：何为行针八法？

答：即揣、爪、搓、弹、摇、扪、循、捻是也。

问：何谓揣而寻之？

答：凡点穴，以手指揣摸其处。在阳部，筋骨之侧，陷者为真。在阴部，郄腘之间，动脉相应。其肉厚薄，或伸或屈，或平或直，以法取之，按而正之。以左手大指爪切掐其穴，于中庶得进退，方有准也。难经曰：刺荣无伤卫者，乃掐按其穴，令气散，而直刺之，是不伤其卫气也。刺卫无伤荣者，乃撮起其穴，以针卧而刺之，是不伤其荣血也。此阴阳补泻之大法也。

问：何谓爪而下之？

答：此即针赋所谓：左手重而切按，欲令气血宣散；右手轻而徐入，欲其不痛，此乃下针之秘法也。

问：何谓搓而转之？

答：如搓线之状，勿转太紧，转者向左为补，向右为泻，此即迎随之秘法也。故经曰：迎夺右而泻凉，随济左而补暖，正谓此也。

问：何谓弹而努之？

答：此即先弹针头，待气至，却进一豆许，先浅而后深，自外推内，补针之法也。

问：何谓摇而伸之？

答：此乃先摇动针头，待气至，却退一豆许，乃先深而后浅，自内引外，泻针之法也。故又曰：针头补泻。

问：何谓扪而闭之?

答：经曰：凡补必扪而闭之，故补于方出针时，就扪闭其穴，使血气不泻，乃为真补。

问：何谓循而通之?

答：经曰：凡泻针，必以手指于穴上，四旁循之，使血气宣散，方可下针。故出针时，不闭其穴，乃为真泻。

问：何谓外捻内捻?

答：凡治上，大指向外捻；治下，大指向内捻。外捻者，令气向上而治病；内捻者，令气向下而治病。如出针内捻者，令正气行至病所；外捻者，令邪气至针下而出也。此行针八法之秘诀也。

问：持针法呢?

答：先将穴认真，医以左手大指甲或食指甲，用力掐定，右手大指、次指持针刺之。新针先以口温而后刺，熟针不必温。

问：何谓定神?

答：当刺之时，医言勿惊，虚点几针，病者不惧，而后刺之。医家气象从容，目无旁视，心无别营，手如握虎，势若擒龙，用针自无不妙。

问：晕针治法?

答：晕针者，神气虚也。古云：色脉不顺而莫针，并忌大风雨雪阴天，及醉劳房后，惊饥居丧之人。容园以针刺病者不下数千，而晕针不过数人，但以指甲掐病者人中，醒方松手。然晕针者，必获大效，以血气交泰故也。语云：针不伤人。又法：晕针不可起针，宜以别针就旁刺之，用袖掩病人口鼻，鼓动其气，以热水饮之即醒，良久再针。

或者掐病人十指甲盖上一分肉处，甚者针手膊上侧，筋骨陷中，即蝦蟆肚肉上，名醒醒穴，或针足三里穴必醒，其病必愈。

问：折针治法？

答：折针用磁石引出。或用象牙末水和涂之亦出。或用车脂油摊纸上，如钱大，贴患处，日换三五次亦出。或用硫黄细末调涂，以纸花贴上，觉痒时即出。或用双仁杏仁捣烂，以鲜猪脂调匀，贴上亦出。倘经络伤，脓血出，用芪、归、肉桂、木香、沉香、乳香研末，以绿豆粉糊丸，每小丸五十粒，热水吞之自愈。

第七十二章　用灸法

问：何病宜用灸法？

答：针之所不能为者，则以灸法施之。又针虽捷，不如灸稳。如气血两亏，年高少小之人，并头胸腹背，咽喉各处，均宜用灸。补勿吹其火，须待自灭。泻速吹其火，以开其孔也。经曰：灸不三分，是谓徒然。但小儿一周以内，炷如雀屎可也。又头面炷须小，手足可大，取火用麻油点灯。

问：灸后宜发疮否？

答：凡灸后疮发，其病易愈。故灸疮不发者，以鞋底烧热熨之，三日即发。或用赤皮葱放炭灰中煨热，拍破，乘热熨疮上下十余遍，其疮亦发。或以生麻油渍之，或用皂角煎汤频点之。亦有因血气衰弱不发，必服四物汤滋养血气者，不可一概论也。要在人设法助之，不可任其不发。

问：灸疮如何治法？

答：古人贴灸疮，不用膏药，要使脓出多而疾除耳。

175

故春用柳丝，夏用竹膜，秋用新棉花，冬用兔腹下白细毛，或用猫腹毛亦可。以上诸法，均须用真麻油浸湿，轻贴患处，不可令其枯干，致增痛苦。

问：灸后调摄法呢？

答：灸后不可就吃茶水食物，恐解火气，而滞经气。须少停一二时，宜静养安卧，远人事，忌色欲，平心静气，凡百俱要宽解，尤忌大怒大劳，大饥大饱，受热冒寒，生冷瓜果亦当忌之。惟食清淡养胃之物，使气血流通，艾火逐出病气。若贪厚味酗酒，必生痰涎，阻滞病气矣。至鲜鱼鸡羊，虽能发灸，但可施于初灸，数日之内不可加于十日之外。今人多不知调摄，虽灸何益。故因灸而反致害者，此也。徒责灸法不效何耶。

第七十三章　补泻法

问：补泻之法，各家异辞，究当何如？

答：博约不同，各具其理，愈转愈深，莫衷一是。如内经补泻、难经补泻、神应经补泻、南丰李氏补泻、四明高①氏补泻、三衢杨氏补泻，类皆连篇累牍，令人叹起望洋，故此书于行针法章，已②发其凡，因集隘难以备述，且原文具在，无需蛇足之添，今将生平经验，详著于篇，以为开关救危之用。

按：手阴从胸行于手，针芒从内往下为随，针芒从外往上为迎。手阳从手行于头，针芒从外往上为随，针芒从

---

① 高：原作陈，据《明代订正针灸大成》改。

② 已：原为巳，据文意改。

内往下为迎。足阳从头行于足，针芒从内往下为随，针芒从外往上为迎。足阴从足行于腹，针芒从外往上为随，针芒从内往下为迎。左为阳，阳主进，右为阴，阴主退，手为阳，左手为纯阳，足为阴，右足为纯阴，左手阳经，为阳中之阳，左手阴经，为阳中之阴。右手阳经，为阴中之阳；右手阴经，为阴中之阴。右足阴经，为阴中之阴；右足阳经，为阴中之阳。左足阴经，为阳中之阴，左足阳经，为阳中之阳。如针病者，左手阳经，以医者右手大指进前，呼之为随；退后吸之为迎，进前即经之从外，退后即经之从内。如针病者左手阴经，以医者右手大指退后，吸之为随；进前，呼之为迎。如针病者右手阳经，以医者右手大指进前，呼之为随；退后吸之为迎。如针病者右手阴经，以医者右手大指退后，吸之为随；进前，呼之为迎。如针病者右足阳经，以医者右手大指退后，吸之为随；进前，呼之为迎。如针病者右足阴经，以医者右手大指进前，呼之为随；退后，吸之为迎。如针病者左足阳经，以医者右手大指退后，吸之为随；进前，呼之为迎。如针病者左足阴经以医者右手大指进前，呼之为随；退后，吸之为迎。盖手上阳进阴退，足上阳退阴进，合六经起止故也。

问：**午前补泻与午后相反，男子补泻，与女人相反，何故？**

答：盖以午前为阳，午后为阴。男子之气，早在上而晚在下，女人之气，早在下而晚在上之故耳。

问：**呼吸男女，人我皆同，何亦有阴阳之判耶？**

答：盖有自然之呼吸，有使然之呼吸。入针、出针，使然之呼吸也。转针如待贵人，如握虎尾，侯其自然呼吸。若左手足候其呼而先转，则右手足必候其吸而后转之。若右手足候其吸而先转，则左手足必候其呼而后转之。此阴阳一升一降之消息也。

问：**补泻必资呼吸，假令尸厥、中风，不能使之呼吸，奈何？**

答：候其自然之呼吸而转针，若当吸不转，令人以手掩其口鼻，鼓动其气可也。

问：**针背面腹面呢？**

答：凡针背腹两面穴，亦分阴阳经补泻。针男子背上中行，左转为补，右转为泻；腹上中行，右转为补，左转为泻。女人背中行，右转为补，左转为泻；腹中行，左转为补，右转为泻。以男子背阳腹阴，女人背阴腹阳故也。

问：**补泻之法，有以浅深言者，有以虚实言者，何谓也？**

答：经言：春夏刺浅，秋冬刺深。又云：从卫取气，从荣置气。盖补则从卫取气，针宜轻浅，从其卫气，随之于后而济，益其虚也。泻则从荣置气，刺宜重深，取其荣气迎之于前，而泻夺其实也。但补亦不可太实，泻亦不可过虚，要当以平为度耳。又凡针逆而迎夺，即实则泻其子也。如心经热病，必泻脾胃。凡针顺而随济，即虚则补其母也。如心经虚病，必补肝胆之类是也。

问：**九数六数，多少不同，提针插针，分寸互异，何关补泻？**

答：凡补皆用九数，有用三九者，有用六九者，有用九九者，即子阳，少阳，老阳之数。凡泻皆用六数，有用二六者，有用四六者，有用六六者，即子阴，少阴，老阴之数。此补泻之常法也。至于泻实针疾出，补虚针久留，以及提插扪循诸用，则又补泻之活法耳。

问：**针形至微，何能补泻？**

答：如气球然，方其未有气也，则恹塌不堪蹴踢。及从窍吹之，则气满起胖，此虚则补之之义也。去其窍之所塞，则气从窍出，复恹塌矣，此实则泻之之义也。

问：**迎夺随济补泻之义何在？**

答：迎者，迎其气之方来。如寅时气来注肺，卯时气注大肠，此时肺与大肠气盛，而夺泻之也。随者，随其气之方去。如卯时气去肺，辰时气去大肠，肺与大肠，此时正虚，而济补之之类是也。

谨按：补泻分男女早晚，其理幽深，原为奇经，不拘十二经常度，故参互错综如是。若流注穴，仍以分左右阴阳为宜。尝忆雪心歌云：如何补泻有两般，盖是经从两头发，古人补泻阴阳分，今人乃为男女别。男女经脉一般生，昼夜循环无暂歇，此诀出自长桑君，我今授汝心已[①]雪。录之以为行针定法。

第七十四章　编辑古今针灸歌赋

问：**玉龙歌呢？**

答：扁鹊授我玉龙歌，玉龙一试起沉疴，玉龙之歌真罕得，流传千载无差讹。我今歌此玉龙诀，玉龙一百二十穴，看者行针殊妙绝，但恐时人自差别。

补泻分明指下施，金针一刺显明医，伛者立伸偻者起，从此名扬天下知。

伛补曲池人中泻，偻泻绝骨补风池。

---

① 已：原为巳，据文意改。

中风不语最难医，发际顶门穴要知，更向百会明补泻，即时苏醒免灾危。

顶门上星后一寸，上星发际一寸推，顶门禁针灸五壮，百会七壮补泻施。

鼻流清涕名鼻渊，先泻后补疾可痊，若是头风并眼痛，上星穴内刺无偏。

头风呕吐眼昏花，穴取神庭始不差，孩子慢惊何可治，印堂刺入艾还加，神庭禁针二七壮，印堂沿皮攒竹斜。

头项强痛难回顾，牙疼并作一般看，先向承浆明补泻，后针风府即时安。

头风偏正痛难医，丝竹金针亦可施，沿皮向后透率谷，一针两穴世间稀。

偏正头风有两般，有无痰饮细推观，若然痰饮风池刺，痰饮均无合谷安。

口眼㖞斜最可嗟，地仓妙穴连颊车，㖞左泻右依然正，㖞右泻左莫令斜。

不闻香臭从何治，迎香两穴是堪攻，先补后泻分明效，一针未出气先通。

耳聋气闭痛难言，须刺翳风穴始痊，亦治项上生瘰疬，一针泻动即安然。

耳聋之症不闻声，痛痒蝉鸣不快情，红肿生疮须用泻，宜从听会把针行。

偶尔失音言语难，哑门一穴两筋间，若知此穴莫深刺，言语音和照旧安。

眉间疼痛苦难当，攒竹沿皮刺不妨，若是眼昏皆可治，头维针刺更安康。

两睛红肿痛难熬，怕日羞明心自焦，只刺睛明鱼尾穴，太阳出血自然消。

眼痛忽然血贯睛，羞明更涩最难睁，须得太阳针血出，不用金刀疾自平。

心火上炎双眼红，迎香穴内刺为通，若将毒血搐出后，目内清凉始见功。

强痛脊背泻人中，挫闪腰疼亦可攻，更有委中之一穴，腰间诸病任君攻。

肾弱腰疼不可当，施为行止甚非常，若识肾俞二穴处，艾灸频加体自安。

环跳能治腿股风，居髎二穴认真攻，委中毒血更出尽，愈见医科神圣功。

腿膝无力身立难，原因风湿致伤残，倘知二市穴能刺，步履悠然渐自安。

环跳能医两腿疼，膝头红肿不能行，必针膝眼膝关穴，功效须臾病不生。

寒湿脚气不可熬，先针三里及阴交，再将绝骨穴兼刺，肿痛登时立见消。

肿红腿足草鞋风，须把昆仑二穴攻，申脉太溪如再刺，神医妙诀起疲癃。

脚背疼起丘墟穴，斜针出血即时轻，解溪再与商丘识，补泻行针要辨明。

行步艰难疾转加，太冲二穴效堪夸，更针三里中封穴，去病如同用手抓。

膝头红肿鹤膝风，阳陵二穴亦堪攻，阴陵针透尤收效，红肿全消见异功。

腕中无力痛艰难，握物难移体不安，腕骨一针须见效，莫将补泻等闲看。

急疼两臂气攻胸，肩井分明穴可攻，此穴原来真气聚，补多泻少应其中。

肩背风寒连臂疼，背缝二穴用针明，五枢亦治腰间痛，得穴方知病顿轻。

（背缝二穴，在背肩端骨下直腋缝尖，二寸七壮。）

两肘拘挛筋骨连，艰难动作欠安然，只把曲池针泻动，尺泽兼行见圣传^{尺泽禁灸，泻针}。

肩端红肿痛难当，寒湿相争气血狂，若向肩髃明补泻，管君多灸自安康。

筋急不开手难伸，尺泽从来要认真，头面纵有诸般症，一针合谷便通神。

腹中气块痛难当，穴法宜向内关防，八法有名阴维穴，腹中之疾永安康。

腹中疼痛亦难当，大陵外关可消详，若是胁疼并闭结，支沟奇妙效非常。

脾家之症最堪怜，寒热相争两苦煎，间使二穴针泻动，热寒泻补病俱痊。

九般心痛及脾疼，上脘穴中用神针，若还脾败中脘补，两针神效免灾侵。

痔漏之疾亦可憎，表里急重最难禁，或痛或痒或下血，二白穴在掌中寻^{五分，二七壮。}

三焦热气壅上焦，口苦舌干岂易调，针刺关冲出毒血，口生津液病俱消。

手臂红肿连腕疼，液门穴内用针明，更针一穴名中渚，多泻中间疾自轻。

中风之证症非轻，中冲二穴可安宁，先补后泻如无应，再刺人中立便轻。

胆寒心战病如何，少冲二穴最功多，刺入三分不着艾，金针用后自平和。

时行疟疾最难禁，穴法由来未审明，若把后溪穴寻得，多加艾火即时轻_{热泻，寒补}。

牙疼阵阵苦相煎，穴在二间要得传，若患胃翻并吐食，中魁奇穴莫教偏。

乳蛾之症少人医，必用金针疾始除，如若少商出血后，即时安稳免灾危。

于今瘾疹疾多般，好手医人治亦难，天井二穴多着艾，纵生瘰疬灸皆安_{灸宜泻}。

寒痰咳嗽更兼风，列缺二穴最堪攻，先把太渊一穴泻，多加艾火即收功。

痴呆之症不堪亲，不识尊卑乱骂人，神门独治痴呆病，转手骨开得穴真_{针灸宜泻}。

连日虚烦面赤妆，心中惊悸亦难当，若将通里穴寻得，一用金针体便康_{虚烦泻，惊恐补}。

风眩目烂最堪怜，泪出汪汪不可言，大小骨空皆妙穴，多加艾火疾应痊_{七壮泻之}。

妇人吹乳痛难消，吐血风痰稠似胶，少泽穴中明补泻，应时神效气能调。

满身发热痛为虚，盗汗淋淋渐损躯，须得百劳椎骨穴，金针一刺疾俱除。

忽然咳嗽腰背疼，身柱由来灸便轻，至阳亦治黄疸病，先补后泻效分明。

肾败腰虚小便频，夜间起止苦劳神，命门若得金针助，肾俞艾灸起遭迍。

九般痔漏最伤人，必刺承山效若神，更有长强一穴妙，呻吟大痛穴为真。

伤风不解嗽频频，久不医时痨便成，咳嗽须灸肺俞穴，痰多宜向丰隆针。

膏肓二穴治病强，此穴原来难度量，斯穴禁针多着艾，二十一壮亦无妨。

腠理疏兮咳嗽频，鼻流清涕气皆沉，须知喷嚏风门穴，咳嗽宜加艾火深。

胆寒由是怕心惊，白浊遗精实不禁，夜梦鬼交心俞治，白环俞治一般针。

肝家血少眼昏花，宜补肝俞力便加，更将三里频泻动，还先益血自无差。

脾家之症有多般，食吐胃翻种切难，黄疸必须寻腕骨，金针一定夺中脘。

无汗伤寒泻复溜，汗大宜将合谷收，若然六脉皆微细，金针一补脉还浮。

大便闭结不能通，照海分明在足中，更把支沟来泻动，方知妙穴有神功。

小腹胀满气攻心，内庭二穴要先针，两足水多临泣泻，无水方能病不侵。

七般疝气取大敦，穴法由来指侧间，诸经具在三毛际，不遇师传隔万山。

传尸劳证最难医，涌泉出血免灾危，痰多须向丰隆泻，气喘丹田亦可施。

浑身疼痛疾非常，不定穴中细审详，有筋有骨宜浅刺，灼艾临时要度量。

劳宫穴在掌中寻，满手生疮痛不禁，心胸之病大陵泻，气攻胸腹一般针。

喘哮之症最难当，夜间不睡气遑遑，天突妙穴宜寻得，膻中着艾便安康。

鸠尾独治五般痫，此穴须当仔细看，若然着艾宜七壮，多则伤人针亦难。

气喘急急不可眠，何当日夜苦忧煎，或得璇玑针泻动，更兼气海自安然^{先泻后补}。

肾强疝气发频频，气上攻心似死人，关元兼刺大敦穴，此法亲传始得真。

水病之疾最难熬，腹臌虚胀不能消，先灸水分兼水道，后针三里及阴交。

肾气冲心得几时，须用金针疾自除，若得关元兼带脉，四海谁不仰名医。

赤白妇人带下难，只因虚败不能安，中极补多宜泻少，灼艾还须着意看^{赤泻白补}。

吼哮之症嗽痰多，若用金针疾自和，俞府乳根同一刺，气喘风痰渐渐磨。

伤寒过经犹未解，须向期门穴上针，忽然气喘攻胸膈，三里泻多须用心。

脾泻之症别无他，天枢二穴刺休差，此是五脏脾虚疾，艾灸多添病不加。

口臭之疾最可憎，劳心只为苦多情，大陵穴与人中泻，心得清凉气自平。

穴法原来在指中，治病须臾显神通，劝君要治诸般疾，何不当初记玉龙。

问：胜玉歌呢？

答：胜玉歌兮不虚言，此是杨家真秘传，或针或灸依法语，补泻迎随随手捻。

　　头痛眩晕百会好，心疼脾痛上脘先，后溪鸠尾及神门，治疗五痫立便痊。

　　脾疼要针肩井穴，耳闭听会莫迟延，胃冷下脘却为良，眼痛须觅清冷渊。

　　霍乱心疼吐痰涎，巨阙着艾便安然，脾疼背痛中渚泻，头疼眼痛上星专。

　　头项强急承浆保，牙腮疼紧大迎前，行间可治膝肿病，尺泽能医筋拘挛。

　　若人行步苦艰难，中封太冲针便痊，脚背痛时商丘刺，瘰疬小海天井边。

　　筋疼闭结支沟穴，颔肿喉闭少商前，脾心痛急寻公孙，委中驱疗脚风缠。

　　泻却人中及颊车，治疗中风口吐沫，五疟寒多热亦多，间使大杼真妙穴。

　　经年或变劳怯者，痞满脐旁章门决，噎气吞酸食不投，膻中七壮除膈热。

　　目内红肿苦皱眉，丝竹攒竹亦堪医，若是痰涎并咳嗽，治却须当灸肺俞。

　　更有天突与筋缩，小儿吼闭自然苏，两手酸痛难执物，曲池合谷共肩髃。

　　臂痛背疼针三里，头风头痛灸风池，肠鸣大便时泄泻，脐旁两寸灸天枢。

　　诸般气证从何治，气海针之灸亦宜，小肠气痛归来好，腰痛中髎穴最奇。

　　腿股转酸难移步，妙穴说与后人知，环跳风市及阴市，泻却金针疾自除。

　　热疮臁内年年发，血海寻来可治之，两膝无端肿如斗，膝眼三里艾当施。

两股转筋承山治，脚气复溜不须疑，踝跟①骨痛灸昆仑，更有绝骨与丘墟。

灸罢大敦除疝气，阴交针入下胎衣，遗精白浊心俞治，心热口臭大陵驱。

腹胀水分多得力，黄疸至阳便能离，肝血盛兮肝俞治，痔疾肠红长强医。

肾败腰疼小便频，督脉两旁肾俞除，六十六穴施应验，故成歌诀显针奇。

问：肘后歌呢？

答：头面之疾针至阴，腿脚有疾风府寻，心胸有病少府泻，脐腹有病曲泉针。

肩背诸疾中渚下，腰膝强痛交信凭，胁肋腿疼后溪妙，股膝肿起泻太冲。

阴核发来如升大，百会妙穴真可骇，顶心头痛眼不开，涌泉下针足安泰。

鹤膝肿疼难移步，尺泽能舒筋骨疼，更有一穴曲池妙，根寻源流可调停。

其患若要便安愈，加以风府可用针，更有手臂拘挛急，尺泽刺深去不仁。

腰背若患挛急风，曲池一寸五分攻，五痔原因热血作，承山须下病无踪。

哮喘发来寝不得，丰隆刺入三分深，狂言盗汗如见鬼，惺惺间使可下针。

骨寒髓冷火来烧，灵道妙穴分明记，疟疾寒热真可畏，

---

① 跟：原为"眼"，据《明代订正针灸大成》改。

须知虚实可用意。

间使宜透支沟中，大狂七壮合圣治，连日频频发不休，金门刺深七分是。

疟疾三日得一发，先寒后热无他语，寒多热少取复溜，热多寒少用间使。

或患伤寒热不收，牙关风壅药难投，项强反张目直视，金针用意列缺求。

伤寒四肢厥逆冷，脉息无时仔细寻，神奇妙穴真有二，复溜踝上二寸行。

四肢回还脉气浮，须晓阴阳倒换求，寒则须补绝骨是，热则绝骨泻无忧，脉若浮洪当泻解，沉细之时补自瘥。

百合伤寒最难医，妙法神针用意推，口噤眼合药不下，合谷一针效甚奇。

狐惑伤寒满口疮，须用黄连犀角汤，虫在脏腑食肝肉，须要金针刺地仓。

伤寒腹痛虫寻食，吐蛔乌梅丸难攻，十日九日必定死，中脘回还胃气通。

伤寒痞气结胸中，两目昏黄汗不通，涌泉妙穴三分许，速使周身汗自通，伤寒痞结胁脊痛，宜刺期门见异功。

当汗不汗合谷泻，自汗发黄复溜凭，支沟一穴通痞气，驱风引气使安宁。

刚柔二痉最乖张，口噤眼合面红妆，热血流入心肺腑，须要会针刺少商。

中满如何去得根，阴包一刺效如神，不论老幼依法用，须教患者便安身。

打仆伤损破伤风，先于痛处下针攻，后向承山立作效，甄权留下意无穷。

腰腿疼痛十年春，应针不了便惺惺，大①都引气探根本，服药寻方枉费金。

脚膝经年痛不休，内外踝边用意求，穴号昆仑并太溪，应时消散即时瘳。

风痹痿厥如何治，大杼曲泉真是妙，两足两胁满难伸，支沟神针七分到。

腰软如何去得根，神妙委中立见效。

问：天星秘诀歌呢？

答：天星秘诀少人知，此法专分先后施。若是胃中停宿食，后寻三里始璇玑。

脾病血气先合谷，后刺三阴交莫迟。如中鬼邪先间使，手臂挛痹取肩髃。

脚若转筋并眼花，先刺承山后内踝。脚气酸疼肩井先，次寻三里阳陵泉。

如若小肠连脐痛，先刺阴陵后涌泉。

耳鸣腰痛先五会，后刺耳门三里内。小肠气痛先长强，后刺大敦不用忙。

足缓难行先绝骨，后寻条口及冲阳。

牙疼头痛兼喉痹，先刺二间后手三里。胸膈痞满先阴交，针到承山饮食喜。

肚腹浮肿胀膨膨，先泻水分后建里。

伤寒过经不出汗，期门通里先后看。寒疟面肿及肠鸣，先取合谷后内庭。

冷风湿痹针何处，先取环跳后阳陵。指痛挛急少商刺，依法针之无不灵。

---

① 大：原为"太"，据《明代订正针灸大成》改。

此是商君真口诀，时医莫作等闲轻。

问：**四总穴呢？**

答：肚腹三里留，腰背委中求，头项寻列缺，面口合谷收。

问：**千金穴呢？**

答：三里内庭穴，肚腹中妙诀。曲池与合谷，头面病可撤。腰背痛相连，委中昆仑穴。头项如有痛，后溪并列缺。环跳与阳陵，膝前兼腋胁。可补即久留，当泻即疏泄，三百六十名，不外千金穴。

问：**天星十二穴歌呢？**

答：三里膝眼下，三寸两筋间。善通心腹胀，又治胃中寒，肠鸣并泻泄，腿肿膝胻酸，伤寒羸瘦损，气蛊及诸般。年过三旬后，针灸眼重观。取穴当审的，八分三壮安。

其二

内庭次指外，本属足阳明。能治四肢厥，喜静恶闻声，瘾疹咽喉痛，数欠及牙疼，疟疾不能食，针着便惺惺_{三分三壮}。

其三

曲池拱手取，屈骨陷中求。善治肘中痛，偏风半不收，挽弓开不得，筋缓怕梳头，喉闭促欲死，发热更无休，遍身风癣癞，针着即时疗。

其四

合谷在虎口，两指岐骨间。头疼并面肿，疟疾热还寒，齿龋鼻衄血，口噤不开言。针入五分深，令人即便安_{灸三壮亦可}。

其五

委中曲䐐里，横纹脉中央。腰疼不能举，沉沉引脊梁，酸痛筋莫展，风痹复无常，膝头难伸屈，针入即安康_{五分}。

其六

承山名鱼腹，腨肠分肉间。善治腰疼痛，痔疾大便难，脚气并膝肿，展转战疼酸，霍乱及转筋，穴中刺便安_{七分三壮}。

其七

太冲足大指，节后二寸中。动脉知生死，能医惊痫风，咽喉并心胀，两足不能行，七疝偏坠肿，眼目似云朦，亦能疗腰痛，针下有神功_{一分或三分}。

其八

昆仑足外踝，跟骨上边寻。转筋腰尻痛，暴喘满中心，举步行不得，一动即呻吟，若欲求安乐，须于此穴针_{五分三壮}。

其九

环跳在髀枢，侧卧屈足取。折腰莫能顾，冷风并湿痹，脬胯连腨痛，转侧重欷歔，若入针灸后，顷刻病消除_{二寸五壮}。

其十

阳陵足膝下，外廉一寸中。膝肿并麻木，冷痹及偏风，举足不能起，坐卧似衰翁，针入六分止，神功妙不同_{三壮}。

其十一

通里腕侧后，去腕一寸中。欲言声不出，懊恼及怔忡，实则四肢重，头腮面颊红，虚则不能食，暴喑面无容，毫针微微刺，方言有神功。

其十二

列缺腕侧上，次指手交叉。善疗偏头患，遍身风痹麻，痰涎频壅上，口噤不开牙，若能明补泻，应手即如拿_{三分三壮}。

问：十三鬼穴歌呢？

答：一针鬼宫穴人中，二针鬼信少商通。三针鬼垒即隐白，四针鬼心乃大陵。五针鬼路为申脉，六针鬼枕风府寻。七针鬼床颊车泻，八针鬼市承浆中。九针鬼窟劳宫穴，十针鬼堂即上星。十一鬼藏会阴穴，女玉门头刺三分。十二鬼腿曲池捷，十三鬼封舌下中。此是先师真妙诀，猖狂恶鬼走无踪。

问：回阳九针歌呢？

答：哑门劳宫三阴交，涌泉太溪中脘接，环跳三里合谷并，此是回阳九针穴。

问：回生艾火歌呢？

答：命门尾闾阴交穴，中冲艾火灸即活，脐之上下均可烧，艾炷大小宜斟酌。

问：行针指要呢？

答：针风，先向风府百会中。针水，水分在脐上边取。针结，针着大肠泄水穴。针痨，针着膏肓及百劳。针虚，气海丹田委中奇。针气，膻中一穴分明记。针嗽，肺俞风门须用灸。针痰，先针中脘三里间。针吐，中脘气海膻中补，翻胃吐食一般医，针中奇妙少人如。

问：冲脉主治呢？

答：九种心疼延闷，结胸翻胃难停，酒食积聚胃肠鸣，水食气疾膈病，脐痛腹疼胁胀，肠风疟疾心疼，胎衣不下血迷心，泄泻公孙立应。

问：阴维脉主治呢？

答：中满心胸痞胀，肠鸣泄泻脱肛，食难下膈酒来伤，积块坚横胁抢，妇女胁疼心痛，结胸里急难当，伤寒不解结胸膛，疟疾内关独当。

问：督脉主治呢？

答：手足拘挛战掉，中风不语痫癫，头疼眼肿泪涟涟，腿膝背腰痛遍。项强伤寒不解，齿牙腮肿喉咽，手麻足木破伤牵，盗汗后溪先砭。

问：阳蹻脉主治呢？

答：腰背屈强腿肿，恶风自汗头疼，雷头赤目痛眉棱，手足麻挛臂冷，吹乳耳聋鼻衄，痫癫肢节烦憎，遍身肿满汗头淋，申脉先针有应。

问：带脉主治呢？

答：手足中风不举，痛麻发热拘挛，头风痛肿项腮连，眼肿赤疼头旋，齿痛耳聋咽肿，浮风搔痒筋牵，腿疼胁胀肋肢偏，临泣针时有验。

问：阳维脉主治呢？

答：肢节肿疼膝冷，四肢不遂头风，背胯内外骨筋攻，头项眉棱皆痛，手足热麻盗汗，破伤眼肿睛红，伤寒自汗表烘烘，独会外关为重。

问：任脉主治泥？

答：痔疟便肿泻痢，唾红溺血咳痰，牙疼喉肿小便难，心胸腹疼噎咽。产后发强不语，腰疼血疾脐寒，死胎不下膈中寒，列缺乳痈多散。

问：阴蹻脉主治呢？

答：喉塞小便淋沥，膀胱气痛肠鸣，食黄酒积腹脐并，呕泻胃翻便紧，难产昏迷积块，肠风下血常频，膈中不快气核侵，照海有功必定。

问：八穴配合歌呢？

答：公孙偏与内关合，列缺能消照海疔，临泣外关分主客，后溪申脉正相和。左针右病知高下，以意通经广按摩，补泻迎随分逆顺，五门八法是真科。

问：八穴配八卦歌？

答：乾属公孙艮内关，巽临震位外关还，离居列缺坤照海，后溪兑坎申脉联。

193

问：**八法五虎建元日时歌呢？**

答：甲己之辰起丙寅，乙庚之日戊寅生，丙辛起自庚寅始，丁壬壬寅亦顺寻，戊癸甲寅定时候，日时得合是原因。

问：**八法逐日干支歌呢？**

答：甲己辰戌丑未十，乙庚申酉九为期，丁壬寅卯八成数，戊癸巳午七相宜，丙辛亥子亦七数，逐日支干即得知。

问：**八法临时干支歌呢？**

答：甲己子午九宜用，乙庚丑未八无疑，丙辛寅申七作数，丁壬卯酉六顺知，戊癸辰戌各有五，巳亥单加四共齐，阳日除九阴除六，不及零余穴下推。

问：**八法九宫歌呢？**

答：坎一联申脉，照海坤二五，震三属外关，巽四临泣数，乾六是公孙，兑七后溪府，艮八为内关，离九列缺主。

问：**推定六十甲子日时穴开图例呢？**

答：图例列下①

甲子日	丙寅临卯照 戊辰列巳外 庚午后未照 壬申外酉申	乙丑日	戊寅申卯临 庚辰照巳公 壬午临未照 甲申照酉外	丙寅日	庚寅外卯申 壬辰内巳公 甲午公未临 丙申照酉外	丁卯日	壬寅照卯外 甲辰公巳临 丙午照未公 戊申临酉申
戊辰日	甲寅公卯临 丙辰照巳列 戊午临未后 庚申照酉外	己巳日	丙寅申卯照 戊辰照巳公 庚午临未照 壬申公酉临	庚午日	戊寅申卯临 庚辰照巳列 壬午照未临 甲申照酉外	辛未日	庚寅照卯公 壬辰临巳照 甲午照未外 丙申申酉照

---

① 下：原为"左"，方位词，竖排改横排，改为下。

壬申日	壬寅外卯申 甲辰临巳照 丙午公未临 戊申照酉照	癸酉日	甲寅照卯公 丙辰临巳照 戊午公未外 庚申申酉照	甲戌日	丙寅后卯照 戊辰外巳公 庚午申未内 壬申公酉临	乙亥日	戊寅临卯申 庚辰照巳外 壬午申未照 甲申照酉公
丙子日	庚寅照卯列 壬辰后巳照 甲午照未外 丙申西酉内	丁丑日	壬寅申卯照 甲辰照巳公 丙午临未照 戊申公酉外	戊寅日	甲寅临卯照 丙辰列巳后 戊午照未照 庚申外酉申	己卯日	丙寅照卯公 戊辰临巳照 庚午照未外 壬申申酉照
庚辰日	戊寅临卯后 庚辰照巳外 壬午后未照 甲申内酉公	辛巳日	庚寅照卯外 壬辰申巳照 甲午照未公 丙申照酉照	壬午日	壬寅甲卯内 甲辰照巳列 丙午临未照 戊申列酉外	癸未日	甲寅外卯申 丙辰照巳外 戊午申未临 庚申照酉公
甲申日	丙寅公卯临 戊辰照巳照 庚午列未后 壬申照酉外	乙酉日	戊寅公卯外 庚辰申巳照 壬午外未申 甲申临酉照	丙戌日	庚寅照卯外 壬辰申巳后 甲午内未公 丙申临酉照	丁亥日	壬寅临卯照 甲辰照巳外 丙午申未照 戊申外酉公
戊子日	甲寅外卯申 丙辰丙巳公 戊午申未临 庚申照酉列	己丑日	丙寅临卯照 戊辰公巳外 庚午临未照 壬申外酉申	庚寅日	戊寅照卯照 庚辰外巳申 壬午照未外 甲申公酉临	辛卯日	庚寅公卯临 壬辰照巳公 甲午外未申 丙申照酉外
壬辰日	壬寅临卯照 甲辰照巳外 丙午后未照 戊申申酉公	癸巳日	甲寅公卯临 丙辰照巳公 戊午临未照 庚申临酉外	甲午日	丙寅临卯照 戊辰列巳外 庚午照未照 壬申外酉申	乙未日	戊寅申卯临 庚辰临巳公 壬午临未照 甲申照酉外
丙申日	庚寅临卯照 壬辰列巳后 甲午后未照 丙申外酉申	丁酉日	壬寅公卯临 甲辰申巳照 丙午外未申 戊申照酉照	戊戌日	甲寅公卯临 丙辰照巳列 戊午临未后 庚申照酉外	己亥日	丙寅申卯照 戊辰外巳公 庚午临未照 壬申公酉临

195

针灸问答

庚子日	戊寅申卯临 庚辰照巳列 壬午临未照 甲申照酉外	辛丑日	庚寅照卯公 壬辰临巳照 甲午照未外 丙申申酉照	壬寅日	壬寅照卯列 甲辰外巳申 丙午照未外 戊申申酉临	癸卯日	甲寅申卯照 丙辰外巳申 戊午照未照 庚申公酉临
甲辰日	丙寅后卯照 戊辰外巳公 庚午申未内 壬申公酉临	乙巳日	戊寅临卯申 庚辰照巳外 壬午申未照 甲申照酉公	丙午日	庚寅照卯列 壬辰后巳照 甲午照未外 丙申申酉内	丁未日	壬寅申卯照 甲辰照巳公 丙午临未照 戊申公酉外
戊申日	甲寅照卯外 丙辰申巳内 戊午外未公 庚申临酉照	己酉日	丙寅外卯申 戊辰照巳照 庚午公未临 壬申照酉公	庚戌日	戊寅临卯后 庚辰照巳外 壬午后未照 甲申内酉公	辛亥日	庚寅照卯外 壬辰申巳照 甲午照未公 丙申临酉照
壬子日	壬寅申卯内 甲辰照巳列 丙午临未照 戊申列酉外	癸丑日	甲寅外卯申 丙辰照巳外 戊午申未临 庚申照酉公	甲寅日	丙寅照卯外 戊辰申巳临 庚午内未公 壬申临酉照	乙卯日	戊寅照卯照 庚辰公巳临 壬午照未公 甲申外酉申
丙辰日	庚寅照卯外 壬辰申巳内 甲午内未公 丙申临酉照	丁巳日	壬寅临卯照 甲辰照巳外 丙午申未照 戊申外酉公	戊午日	甲寅外卯申 丙辰内巳公 戊午申未临 庚申照未列	己未日	丙寅临卯照 戊辰公巳外 庚午后未照 壬申外酉申
庚申日	戊寅外卯公 庚辰临巳照 壬午公未临 甲申后酉照	辛酉日	庚寅申卯照 壬辰外巳申 甲午临未照 丙申公酉临	壬戌日	壬寅临卯照 甲辰照巳外 丙午后未照 戊申外酉公	癸亥日	甲寅公卯临 丙辰照巳公 戊午临未申 庚申照酉外

　　上①图乃预先推定六十甲子，逐日逐时，遇穴所开，以便用针。庶临时仓卒之际，不致有差误之失也。其法如

---

① 上：原为"右"，方位词，竖排改横排，改为上。

甲丙戊庚壬为阳日，乙丁己辛癸为阴日，以日时支干算计，共得何数。阳日除九数，阴日除六数，剩下若干，同配卦数，即知何穴开矣。如甲子日，戊辰时，以日上，甲得十数，子得七数，以时上，戊得五数，辰得五数，共成二十七数，此是阳日，以九数除去，二九一十八，余下九数，合离卦，即列缺穴开也。假如乙丑日壬午时，以日上，乙为九，丑为十，以时上，壬为六，午为九，共成三十四数，此是阴日，以六数除去，五六三十，零下四数，合巽卦，即临泣穴开也。余仿此。此燕山徐凤廷瑞氏之法也。

问：五募五俞八会歌？

答：中府肺募巨阙心，肝期脾章肾京门，此为五脏之募穴，均在明堂正面寻。肺三椎下心俞五，肝九脾十一肾十四，各开寸半两边寻，均在明堂背面取。脏会章门腑中脘，髓会绝骨筋陵泉，血会膈俞骨大杼，气会膻中脉太渊。

问：经穴起止总歌呢？

答：手肺少商中府起，大肠商阳迎香二，足胃头维①厉兑三，脾部隐白大包四。手心极泉少冲来，小肠少泽听宫去，膀胱睛明至阴间，肾经涌泉俞府位。心包天池中冲随，三焦关冲耳门继，胆家瞳子髎窍阴，肝经大敦期门至。十二经穴始终歌，学者铭于肺腑记。

问：十二经气血多少歌呢？

答：多气多血惟阳明，少气太阳同厥阴，二少太阴常少血，六经气血要分明。

问：十二经纳天干歌呢？

答：甲胆乙肝丙小肠，丁心戊胃己脾乡，庚属大肠辛

---

① 头维：原为"头为"据《明代订正针灸大成》改。

属肺，壬属膀胱癸肾藏，三焦亦向壬中寄，包络同归入癸方。

问：**十二经纳地支歌呢？**

答：肺寅大卯胃辰宫，脾巳午心小未中，申膀酉肾戌包络，亥焦子胆丑肝通。

问：**十二经原穴歌呢？**

答：肺原太渊包大陵，肝原太冲脾太白，胆丘墟兮胃冲阳，肾原太溪心锐骨，三焦阳池膀京骨，大肠合谷小腕骨。

问：**十二经补泻歌呢？**

答：肺泻尺泽补太渊，大肠二间曲池前，胃泻厉兑解溪补，脾在商丘大都边。心先神门后少冲，小肠小海后溪连，膀胱束骨补至阴，肾泻涌泉复溜焉。包络大陵中冲补，三焦天井中渚痊。胆泻阳辅补侠溪，肝泻行间补曲泉。

问：**各经补泻捷秘总决呢？**

答：手阴进上泻退补，手阳进上补退泻，足阳进上泻退补，足阴进上补退泻。督后进上补退泻，督前进上泻退补，任脉进上补退泻，冲带跷维经外穴，仍按各经分阴阳，此是补泻捷秘诀。

问：**六腑募俞穴名呢？**

答：大肠天枢小关元，胃募中脘胆日月，三焦石门膀中极，此为六腑之募穴。胆俞十椎胃十二，三焦十三大十六，小肠十八膀十九，此乃六腑之俞穴。

问：**天元太乙歌呢？**

答：先师秘传神应经，太乙通玄法最灵，句句言词多妙典，万两黄金学也轻，切切不忘多效验，治病如神记在心。口内将针多温暖，更观患者脉浮沉，阴病用阳阳用阴，分明更取阴阳神。虚则宜补实宜泻，气应针时病绝根。气至如摆独龙尾，未至停针待气临。凡属行针先得诀，席弘玄妙分明说。气刺两乳求太渊，未应之时针列缺。列缺头疼及偏正，重泻太渊无不应。耳聋气闭喘填胸，欲愈须寻三里中。手挛脚痹疼难忍，合谷仍须泻太冲。曲池举手不如意，合谷针时宜仔细。心疼手颤少海间，欲便除根刺阴市。若是伤寒两耳聋，耳门听会疾如风。五般肘痛针尺泽，冷渊一刺有神功。手三里兮足三里，食痞气块兼能治。鸠尾独治五般痫，若刺涌泉人不死。大凡疟痄最宜针，穴法须从着意寻，以手按疹无转动，随深随浅向中心。胃中有积取璇玑，三里功深人不知。阴陵泉主胸中满，若刺承山饮食宜。大椎若连长强取，小肠气满可立愈。气冲妙手要推寻，管取神针人见许。委中穴主腰疼痛，足膝肿时寻至阴，干湿风毒并滞气，玄机如此义尤深。气攻腰痛不能立，横骨大都宜救急，留血攻注若医迟，变为风证从此得。气海偏能治五淋，补从三里效如神，冷热两般皆治得，便浊痼疾可除根。期门穴主伤寒患，七日过经犹未汗，但于乳下双肋间，刺入四分人得健。耳内蝉鸣腰欲折，膝下分明三里穴，若能补泻五会中，切莫逢人容易说。牙风头痛何所调，二间妙穴莫能逃，更有三间神妙处，能祛肩背感风劳。合谷下针顺流注，脾内迎随使气朝，冷病还须针合谷，又宜脚下泻阴交。背脊俱疼针肩井，不泻三里令人闷，两臂两痹痛难当，金针一刺立便安。脚疼膝痛委中穴，若兼挛急亦堪医。阴陵泉穴如寻得，健步轻行疾似飞。腰腹胀满何难治，足三里兮及承山，更向太冲行补泻，指头麻木一时安。再有妙穴阳陵泉，腿疼筋急效如神。肠中疼痛阴陵取，耳内蝉鸣听会招，更寻妙穴太溪是，此中行泻最为高。腹胀浮沉泻水分。喘粗三里亦须针，更从膝下寻阴谷，小便淋漓肿自平。环跳能除腿股风，冷风膝痹症皆同，最好风池寻的穴，间使相随始见功。伤寒一日调风府，少阳二穴风池取，三五七日病过经，依此针之无不应。心疼呕吐上脘宜，丰隆两穴更无疑。蛔虫并出伤寒病，金针直刺显明医。男子疝癖取少商，女子血气阴交当，虚汗盗汗须宜补，委中妙穴可传扬。项强肿痛屈伸难，体重还兼腰背瘫，束骨更加三里刺，教君顷刻便开颜。脊因闪挫腰难转，举动多艰步履难，腰背连脐痛不休，手中三里穴堪求，神针未出急须泻，得气之时不用留。小腹便澼最难医，间使针同气海宜，中极也同三里刺，须明补泻察毫厘。

问：玉龙赋呢?

答：夫博参以为约要，辑简而舍繁，总玉龙以成赋，信金针而获安。原夫卒暴中风，项门、百会；连延脚气，里绝三交。头风鼻渊，上星可取；耳聋腮肿，听会偏高；攒竹头维，治目疼头痛；乳根、俞府，疗气嗽痰哮。风市、阴市，驱腿脚之乏力，阴陵、阳陵，除膝肿之难熬。膏盲补虚损，大敦除疝气。痔漏须寻太白，疟疾当求间使。天井医瘰疬瘾疹，神门治癫痫失意。咳嗽风痰，太渊、列缺宜刺；尪羸喘促，璇玑、气海当知。期门大敦，能治坚疝疝气；劳宫、大陵，可疗心闷疮痍。心悸虚烦刺三里，时疫疟疾寻后溪。绝骨、三里、阴交，脚气宜此；睛明、太阳、鱼尾，目症宜之。老者便多，命门兼肾俞着艾；妇人乳肿，少泽于太阳可推。身柱蠲嗽，能除膂痛，至阳却疸，善治神疲。长强、承山，灸痔最妙；丰隆、肺俞，痰嗽称奇。风门主伤冒寒邪之嗽，天枢理感患脾泄之危。风池绝骨，而疗乎伛偻，人中曲池，可治其痿仆。期门刺伤寒未解，经不再传；鸠尾针痫癫已发，慎其妄施。阴交水分三里，臌胀宜刺，商丘、解溪、丘墟，脚气堪追。尺泽理筋急之不用，腕骨疗手腕之难移。肩脊痛兮，五枢兼于背缝；肘挛疼兮，尺泽合于曲池。风湿搏于两肩，肩髃可疗；壅热盛于三焦，关冲最宜。手臂红肿，中渚、液门要辨；脾虚黄疸，腕骨、中脘何疑。伤寒无汗，攻复溜宜泻，伤寒有汗，取合谷当随。欲调饱满之气逆，三里可胜；要起六脉之沉匿，复溜称奇。照海、支沟，通大便之秘；内庭、临泣，理小腹之膜。天突、膻中，喘嗽者当觅；地仓、颊车，口㖞者宜寻。迎香攻鼻窒为最，肩井除臂痛难擎。二间治牙疼，中魁理翻胃而即愈；百劳止虚汗，通里疗心惊而即宁。大小骨空，治眼烂能止冷泪；左右太阳，除血翳两目不明。心俞、肾俞，治腰痛肾虚之梦遗，人中、委中，除腰脊闪痛之难制。太溪、昆仑、申脉，最疗足肿之迍，涌泉、关元、丰隆，为治尸劳之例。印堂可治惊搐，神庭专理头风。大陵人中频泻，口气全去；带脉关元多灸，肾败堪攻。脚腿肿疼，针环跳、膝眼。行步艰楚，灸三里、中封。取内关于照海，医腹疼之块。搐迎香于鼻内，消眼热之红。肚疼结闭，大陵合外关于支沟，腿风湿痛，居髎兼环跳于委中。上脘、中脘，治九种之心痛，赤带白带，求中极之异同。又若心虚热壅，少冲明其济夺；目昏血溢，肝俞辨其实虚。慕心传之玄秘，究手法之疾徐。或值挫闪疼痛之不定，此为难拟俞穴之莫拘。辑管见以便读，幸高明无哂诸。

问：灵光赋呢？

答：黄帝岐伯针灸诀，依他经里分明说，三阴三阳十二经，更有两经分八脉，灵光典注极幽深，偏正头疼泻列缺。睛明治目胬肉攀，耳聋气闭听会间，两鼻衄衊针禾髎，鼻窒不闻迎香专。滞气上壅足三里，天突宛中治喘痰，心痛手颤针少海，少泽应除心下寒，两足拘挛觅阴市，五般腰痛委中安。髀枢疼痛丘墟泻，复溜治肿效如神，犊鼻能疗风邪湿，止喘脚气刺昆仑。后跟痛在仆参求，转筋久痔承山居，足掌下去寻涌泉，妙法千金莫妄传，此穴多治妇人疾，男蛊女孕两能痊。百会龟尾治痢疾，大小肠俞大小便，气海血海五淋取，中脘下脘治腹坚。伤寒过经期门愈，气刺两乳求太渊，大敦二穴主偏坠，水沟间使治邪痴。吐血定喘补尺泽，地仓能止口流涎，劳宫医得身劳倦，水肿水分灸即安。五指不便中渚取，颊车可针牙齿疼。阴蹻阳蹻两踝边，脚气四穴先寻取，阴阳陵泉亦主之，阴阳二蹻和三里，诸穴一般治脚气，在要玄机宜正取。膏肓岂止治百病，灸得精良病俱瘳。针灸一穴数病除，学者尤宜加仔细。针分补泻明呼吸，穴应五行顺四时，欲解人身中造化，此歌端的是筌蹄。

问：席弘赋呢？

答：凡欲行针须审穴，要明补泻迎随诀，胸背左右不相同，呼吸阴阳男女别。气刺两乳求太渊，未应之时泻列缺，列缺头疼及偏正，重泻太渊无不应。耳聋气闭听会针，迎香穴泻功如神。天突可治喉风症，虚喘须寻三里中。手连肩脊痛难忍，合谷针时又太冲。曲池两手不如意，合谷下针宜仔细。心痛手颤少海间，若要除根觅阴市。但患伤寒两耳聋，耳门听会疾如风。五般肘痛寻尺泽，冷渊针后却收功。手足疼痛针三里，食癖气块凭此取。鸠尾能治五般痫，若下涌泉人不死。胃中有积刺璇玑，三里功多人不知。阴陵泉治心胸满，针到承山饮食思。大杼若连长强寻，小肠气痛即行针。委中专治腰间痛，脚膝肿时刺至阴。气滞腰疼不能立，横骨大都堪救急。气海专能治五淋，更针三里随呼吸。期门穴主伤寒患，七日过经犹未汗。但向乳根二肋间，又治妇人生产难。耳内蝉鸣腰欲折，膝下明存三里穴，若能补泻五会间，且莫向人容易说。睛明治眼未效时，合谷光明安可缺。人中治癫功最高，十三鬼穴不须饶。水肿水分兼气海，皮内随针气自消。冷嗽先宜补合谷，却须针泻三阴交。牙痛腰疼并咽痹，二间阳溪疾怎逃，更有三间肾俞妙，善除肩背及风劳。若针肩井须三里，不刺之时气未调。最是阳陵泉一穴，膝间疼痛用针高。委中腰痛脚挛急，取得其经血自调。脚疼膝肿针三里，悬钟二陵三阴交，更向太冲须引气，指头麻木自轻飘。转筋目眩针鱼际，承山昆仑立便消。肚疼须是公孙妙，内关相应如吹毛。冷风冷痹疾难愈，环跳腰俞针用烧。风府风池寻得到，伤寒百病绝根苗。阳明二日寻风府，呕吐休言上脘遥。妇人心痛丰隆穴，男子疝疾三里高。小便不禁关元好，大便闭涩大敦烧。腕骨腿疼三里泻，复溜①气滞便离腰。从来风府最难针，须用工夫度浅深，倘若膀胱气未散，更宜三里穴中寻。若逢七疝和阴痛，阴交照海曲泉针，仍不应时求气海，关元同泻更如神。小肠气结痛连脐，速泻阴交莫待迟，良久涌泉针取气，此中玄妙岂人知。小儿脱肛患多时，先灸百会次尾骶。久患伤寒肩背痛，但针中渚得其宜。肩上痛连脐不休，手中三里更须求，下针麻重即须泻，得气之时不用留。

① 复溜：原为"腹溜"，据《明代订正针灸大成》改。

问：百证赋呢？

答：百证俞穴，再三用心。囟会连于玉枕，头风疗以金针。悬颅颔厌之中，偏头痛止，强间丰隆之际，头痛难禁。原夫面肿虚浮，须仗水沟前顶；耳聋气闭，全凭听会翳风。面上虫行，迎香可取，耳中蝉噪，听会堪攻。目眩兮支正飞扬，目黄兮阳纲胆俞。攀睛攻少泽肝俞，泪出刺临泣头维。眼中漠漠，即寻攒竹三间，目视眈眈，急取养老天柱。雀目汗气，睛明行间而细推，项强伤寒，温溜期门而可主。廉泉中冲，舌下肿痛堪取，天府合谷，鼻中衄血宜追。耳门丝竹空，治牙疼于顷刻，颊车地仓穴，正口㖞于片时。喉痛兮液门鱼际，转筋兮金门丘墟。阳谷颊溪，颔肿口噤并治，少商曲泽，血虚口渴同施。通天去鼻塞无闻之苦，复溜祛舌干口燥之悲。哑门关冲，舌缓不言为要紧，天鼎间使，失音嗫嚅之休迟。太冲泻唇吻以速愈，承浆住牙疼而即移。项强多恶风，束骨相连于天柱，热病汗不出，大都更接于经渠。且如两臂顽麻，少海就傍于三里，半身不遂，阳陵远达于曲池。建里内关，扫尽胸中之苦闷，听宫脾俞，祛除心下之悲凄。胁肋疼痛，气户华盖有灵；腹内肠鸣，下脘陷谷能平；膈疼蓄饮，巨阙膻中宜取；胸胁支满，章门不用细寻。痞满更加噎塞，中府能治，胸膈停留瘀血，肾俞当行。膈满项强，神藏璇玑已试，背连腰痛，白环委中堪攻。脊强兮水道筋缩，目眩兮颧髎大迎。瘛病非颅息不愈，脐风必然谷方瘳。委阳天池，腋肿针而即散，后溪环跳，腿疼刺之即轻。梦魇不宁，厉兑相谐于隐白，发狂奔走，上脘同起于神门。惊悸怔忡，取阳溪解溪勿误，反张悲哭，仗天冲大横须精。癫疾取本神身柱，发热仗曲池少冲。湿热湿寒下髎定，厥热厥寒涌泉清。寒慄恶寒，二间疏通阴郄暗，烦心呕吐，幽门开撒玉堂明。行间涌泉，主消渴之肾竭，阴陵水分，去水肿之脐盈。劳瘵传尸，趋魄户①膏肓之路，中邪霍乱，寻阴交三里之程。治疸消黄，向后溪劳宫而看，倦言嗜卧，往通里大钟而行。咳嗽连声，肺俞须迎天突穴，小便赤涩，兑端独泻太阳经。刺长强与承山，善主肠风新下血，针三阴与气海，专司白浊久遗精。且如肓俞横骨泻五淋，阴郄后溪治盗汗。脾虚谷以不消，脾俞膀胱俞觅，胃冷食而难化，魂门胃俞堪寻，鼻痔必取龈交，瘿气须求浮白。大敦照海，患寒疝而善蠲，五里臂臑，生瘰疬而能愈。至阴屋翳，治遍身风痒之疼多，肩髃阳溪，消肌膝瘾风之热极。妇人经事改常，自有地机血海，女子少气漏血，不无交信合阳。带下产崩，冲门气冲宜审，月潮违限，天枢水泉细详。肩井乳痈而极效，商丘痔漏而尤良。脱肛趋百会尾骶之所，无子收阴交石关之乡。中脘主乎积痢，外丘收乎大肠。寒疟兮，商阳太溪验，痃癖兮，冲门血海强。夫医乃人之司命，非智士而莫为，针又理之玄微，须高人之指教。先究其病源，后详其穴道，随手见功，应针取效。

摘录治症要诀

问：中风不语，不省人事，当取何穴？

答：人中　承浆　印堂　哑门　中冲　百会

问：中风，口眼㖞斜，半身不遂，当取何穴？

答：人中　承浆　地仓　颊车　风府　合谷　曲池

---

① 魄户：原为"魄尸"，据《明代订正针灸大成》改。

肩髃　足三里　风市　阳陵泉　阳辅　绝骨　丘墟　昆仑
肩井　环跳　阴市

问：偏正头风，眉间疼痛，当取何穴？

答：丝竹　攒竹　风池　风府　头维　列缺　合谷
百会

问：目生翳膜及内障外障，当取何穴？

答：睛明　瞳髎　大骨空　小骨空　拳尖　合谷　足
三里　光明

问：迎风冷泪，攀睛胬肉，当取何穴？

答：丝竹　攒竹　大骨空　拳尖　小骨空　睛明　阳
白　临泣　合谷

问：火眼暴痛，怕日羞明，当取何穴？

答：太阳　睛明　攒竹　丝竹　内迎香　合谷

问：鼻流清涕及不闻香臭，当取何穴？

答：迎香　禾髎　上星　人中　风府　风池　风门
百会

问：鼻瘜、鼻鼽、鼻衄、鼻疮，当取何穴？

答：迎香　禾髎　内关　外关　少商　中冲　关冲

问：舌肿难言，口内生疮，当取何穴？

答：廉泉　玉液　金津　天突　少商　海泉　承浆
人中　合谷

问：牙齿疼痛，口臭难闻，当取何穴？

答：二间　三间　合谷　承浆　金津　玉液　大陵
大迎　人中

问：耳聋耳鸣，聤耳生疮，当取何穴？

答：合谷　翳风　听会　颊车　耳门　听宫　肾俞
足三里　和髎　下关

问：头项强痛，颈难回顾，当取何穴？

答：人中　承浆　风府　风池　哑门　扶突　天窗　天容　翳风

问：肩臂酸疼肿胀，麻木拘挛，当取何穴？

答：肩髎　肩井　肩髃　臑会　背缝　五里　曲池　尺泽　合谷

问：肘腕骨疼，手背红肿，当取何穴？

答：天井　肘髎　曲池　尺泽　曲泽　支正　外关　阳池　后溪　中渚　液门　合谷　上都

问：五指拘挛疼痛，捉物不得，当取何穴？

答：阳池　腕骨　后溪　中渚　液门　合谷　八邪　上都

问：胸腹疼痛，胁肋胀满，当取何穴？

答：上脘　中脘　天枢　关元　章门　内关　外关　支沟　内庭　足三里

问：腿膝无力，酸痛拘挛，风寒湿痹，屈伸维艰，当取何穴？

答：环跳　居髎　风市　阳陵泉　曲泉　委中　足三里

问：脚背红肿，步履艰难，当取何穴？

答：委中　承山　绝骨　足三里　三阴交　丘墟　商丘　照海　昆仑　太溪　申脉　临泣

问：腰脊强痛，挫闪骨疼，当取何穴？

答：人中　委中　中髎　居髎　承山　昆仑

问：肾败腰痛，不可俯仰，当取何穴？

答：肾俞　命门　中髎　交信　足三里　太溪　昆仑

问：浑身浮肿，肚腹蛊胀，当取何穴？

答：曲池　合谷　中渚　液门　足三里　行间　三阴交　临泣　昆仑　太溪　气海　关元

问：小便不通，小便滑数，当取何穴？

答：阴陵泉　阴谷　气海　三阴交　^{滑数}命门　肾俞　阴陵泉

问：大便闭结及大便泄泻，当取何穴？

答：支沟　照海　章门　^{泄泻}中脘　天枢　气海　中极　内庭　足三里

问①：赤白痢疾，里急后重，当取何穴？

答②：内庭　天枢　隐白　照海　关元　内关　足三里

问：久痔脱肛，肠风下血，当取何穴？

答：二白　长强　承山　承筋　脾俞

问：寒热疟疾，日久不愈，当取何穴？

答：内关　照海　复溜　间使　后溪　曲池　合谷　百劳　绝骨

问：哮喘咳嗽，吐唾痰沫，当取何穴？

答：云门　气户　俞府　璇玑　天突　膻中　乳根　气海　关元　肺俞　膏肓　肾俞　风门　足三里　丰隆

问：吐血内伤，肺痈咳嗽，当取何穴？

答：膻中　中脘　气海　乳根　支沟　足三里　肺俞　肾俞　肝俞　心俞　关元　大陵

---

① 问：原为"答"，误排，径改。
② 答：原为"问"，误排，径改。

问：**传尸骨蒸，痨瘵羸瘦，当取何穴？**

答：膻中　中脘　肺俞　膏肓　中极　涌泉　百会
足三里　鸠尾　四花

问：**肾水枯竭，致成消渴，当取何穴？**

答：金津　玉液　承浆　海泉　人中　廉泉　气海
肾俞

问：**遗精白浊，七疝五淋，当取何穴？**

答：心俞　肾俞　关元　中极　命门　三阴交　足三
里　大敦　行间

问：**经事不调，赤白带下，当取何穴？**

答：气海　中极　肾俞　三阴交

问：**妇人难产，胎衣不下，当取何穴？**

答：公孙　三阴交　照海　列缺

问：**血崩漏下，产后血块作痛，当取何穴？**

答：气海　中极　三阴交　绝骨　肾俞

问：**月经断绝，当取何穴？**

答：中极　肾俞　合谷　三阴交

问：**痈疽发背、疮毒，当取何穴？**

答：肩井　曲池　合谷　委中　足三里　行间

问：**咽喉痛肿，单双乳蛾，当取何穴？**

答：金津　玉液　少商　天突　合谷

问：**伤寒头痛，当取何穴？**

答：合谷　攒竹　太阳　列缺　丝竹

问：**伤寒胸胁痛，当取何穴？**

答：期门　膻中　章门　支沟　大陵　阳陵泉　委中
出血_{出血}

问：**伤寒大热不退，当取何穴？**

答：大椎　曲池　合谷　绝骨　风门　足三里　行间_{俱宜泻}

问：**伤寒无汗，当取何穴？**

答：内庭　合谷_补　复溜_泻①　百劳

问：**伤寒汗多，当取何穴？**

答：内庭　合谷_泻　复溜_补　百劳

问：**伤寒发狂谵语，当取何穴？**

答：期门　气海　曲池

问：**失志痴呆五痫，当取何穴？**

答：百会　上星　鸠尾　心俞　巨阙　神门　照海　涌泉

问：**胆寒心战健忘，当取何穴？**

答：少冲　少海　神门　风府

问：**小儿慢惊及猢狲痨，当取何穴？**

答：印堂　少商　人中　中冲　合谷　尺泽　昆仑　太溪　四缝

问：**瘰疬气疬，当取何穴？**

答：翳风　天井　小海　肩柱　肘尖　大椎

问：**黄疸气胀，当取何穴？**

答：至阳　腕骨　中脘　太冲

问：**盗汗自汗，当取何穴？**

答：百劳　合谷　间使　外关

问：**腹中气块，当取何穴？**

答：内关　大陵　外关　带脉　天枢　内庭　足三里

---

　　　① 泻：原为"泄"，据文意改，下条同。

问：一切痧症，当取何穴？

答：人中　承浆　印堂　哑门　肩井　尺泽　委中　曲泽　承山　昆仑及各井穴出血。

附：治疗要诀

问：治疗歌呢？

答：鹤顶疗生督脉经，宜刺百劳与天庭，印堂人中与尾骶，委中两穴保安宁。

按①：鹤顶在前发际直上三寸半，天庭即神庭。

天庭疗从尾骶刺，肩井面岩百劳治，插花颊车与地合，中冲一穴须刺至。

按：插花在额两旁上，入发际一寸半，面岩在颧骨下。

天门疗刺尾骶穴，肩井地仓又龙舌，地合面岩与插花，百劳一二至三节。

按：天门即日月两额角，龙舌即俗名老鼠肉。

太阳生疗关冲刺，百劳七节须挑至，地合肩井与印堂，大敦窍阴穴当志。

前发际疗尾骶决，环跳窍阴是要穴，地合百劳与曲池，肩井两穴又龙舌。

插花疗属肝胆经，发际印堂刺甚灵，百劳七节与地合，窍阴大敦保安宁。

大头疗发头肿大，急刺尾骶可安泰，天庭地合与百劳，中冲一决可无害。

按：此疗起于印堂上寸许，毒重则头肿大

---

① 按后所言，原比"按"字小，今改为等大，读者明鉴。　　　　211

印堂疗刺尾骶穴，关冲百劳人中决，更刺两颧并面岩，心肺火毒可疗灭。

山根疗刺尾骶穴，百劳挑至第四节，人中地合与印堂，两颧骨上亦须决。

眉中生疗肝脾热，须刺隐白大敦穴，地合刺后觅商阳，百劳七节与龙舌。

眉燕眉梢两处疗，牙咬龙舌曲池经，百劳大敦与隐白，肩井一决保安宁。

按：眉燕即眉头，牙咬在颧髎下颊车上。

上下眼胞若生疗，隐白厉兑与天庭，更寻曲池并龙舌，中冲穴与委中灵。

鼻节疗向印堂决，百劳关冲尾骶穴，天庭地合与承浆，两口角旁地仓穴。

鼻环疗向尾骶决，百劳一节至四节，地合印堂两颊车，关冲穴与外龙舌。

穿鼻疗须刺关冲，地合天庭地仓逢，面岩印堂与厉兑，尾骶一决最能松。

迎香疗刺商阳穴，合谷曲池尾骶决，地合百劳与天庭，阳明热毒即除灭。

散笑穴疗刺尾骶，唇内齿根交穴可除，百劳关冲与地合，天庭印堂刺即舒。

按：散笑穴，离迎香三分。

鼻尖疗向人中决，地合印堂两龙舌。

颧骨疗刺厉兑穴，小指外侧少泽决，内外龙舌与大敦，发际左右看分别左决右，右决左。

颧髎疗又名对齿，小指外侧少泽使，合谷一穴左右分左决右，右决左，中冲一穴刺乃至。

牙咬疗刺合谷穴，手三里与曲池决，疗旁上下左右刺，地合中冲两颧泄。

颊车疗刺合谷穴，地仓少商肩井决。

上反唇疗中冲决，委中面岩是要穴，唇内齿根名龈交，印堂关冲与龙舌。

下反唇疗加地合，其余俱照上反唇 _{照上反唇各穴刺之，再刺地合。}。

人中疗刺尾骶穴，龈交委中是要诀，天庭地合与印堂，百劳刺至第三节。

吊角疗刺承浆穴，十指尖与地仓决，委中隐白与耳涌，肩井巨骨是要诀。

按：此疗又名锁井，吊角在下嘴两角，耳涌即耳尖。

锁口疗刺地合穴，天庭印堂与龙舌，耳涌耳垂与委中，面岩中冲是宜泄。

地合疗向膑骨决，承浆两颧天庭穴，中指尖根各一针，男左女右有分别。

按：中指尖即中冲穴，指根在中指第三节近掌处。

耳下项疗合谷治，插花肩井面岩使，再兼环跳与窍阴，百劳印堂俱宜刺。

耳门疗属三焦火，肩井合谷刺甚妥，腕后外关与关冲，中冲穴内刺亦可。

耳涌疗刺合谷穴，更兼肩井又龙舌，中指尖根各一针，百劳七节亦须决。

耳后生疗属膀胱，肩井至阴面岩当，中指尖根各一刺，百劳委中与印堂。

后发际疗刺至阴，尾骶骨上二节寻，肩井百劳委中决，数处挑泄患无侵。

正对口疗属督脉，须刺尾骶是上策，天庭地合与印堂，百劳委中可解厄。

偏对口疔刺至阴，印堂尾骶委中针，地合百劳二节刺，膀胱毒解患无侵。

舌尖生疔心火炽，中指中冲须一刺，百劳承浆与印堂，少冲少府为之使。

喉内患证锁喉痈，两少商穴刺即松。

手背疔属手少阴，腕骨外关龙舌针，四围微微细针刺，雄黄敷解患无侵。

肩井生疔刺龙舌，后溪窍阴是要穴，地合缺盆与曲池，发际印堂尾骶决。

腋下生疔名挟痈，肩井巨骨与少冲。

卧胸疔又名井疽，中脘关元气海居，百劳三节又七节，初起即刺可消除。

手掌疔生劳宫穴，腕骨内关中冲决，膑骨曲泽与印堂，六处刺之毒自泄。

红丝疔从脉门起，先断丝头刺可止，寸寸挑至近疔头，中冲穴与龙舌使。

按：红丝疔，亦有从合谷发者，再刺商阳穴，亦有从脚上发者，挑法俱先从红丝延处当头先刺，寸寸挑至近根，若有白泡，先挑破之。

螺纹疔生大指头，云门尺泽有来由。食指生疔刺合谷，曲池龙舌不须忧。

中指生疔刺曲泽，内关龙舌细推求。无名指生关冲刺，肩髎外关可参谋。

小指生疔刺腕骨，后溪前谷穴须搜，初起俱将猪胆套，指根一决证可瘳。

按：凡手指生疔，不论何指，初起速将猪苦胆连汁套于手指上，即能消肿，或用黄连、蜈蚣研末，鸡子清调敷患处。指根者，患疗之指根，第三节近掌处，如患大指，即刺大指根，如患食指，即刺食指，余仿此。

背脊疗属督脉经，尾骶委中百劳灵。

膑骨生疗刺厉兑，膝眼委中刺无害。

涌泉穴中百劳刺，阴谷太溪为之使，脚虎口中须一针，前后隐珠俱可治。

按：前后隐珠，在涌泉穴之前后。

肉龟疗生脚背上，其形似龟痛难量，急用金针刺四围，艾灸疗头可无恙。

附：诊脉要诀

问：切脉扼要歌呢？

答：微茫指下最难知，条绪寻来悟治丝，三部分持成定法，八纲易见是良规，胃资水谷人根本，土具冲和脉委蛇，脏气全凭生克验，天时且向逆从窥，阳浮动滑大兼数，阴涩沉弦弱且迟，外感阴来非吉兆，内虚阳现实堪悲。须知偏盛皆成病，忽变非常即弗医，要语不烦君请记，脉书铺叙总支离。

问：诊脉部位歌呢？

答：左寸外心内膻中，左关外肝内候膈，左尺外肾内候腹，此部小肠膀胱附。右寸外肺内胸中，右关内脾外候胃，右尺外肾内候腹，此部大肠命门附。不言三焦之谓何，上中下部分诊妙。

问：七表八里九道脉歌呢？

答：浮按不足举有余，芤脉中空两畔居，滑体如珠中

有力，实形逼满与长俱，

弦如始按弓弦状，紧若牵绳转索初，洪举按之皆极大，以上七表脉须知。

若问八里脉何似，微来如有又如无，迟脉一息凡三至，沉举都无按有余，

涩脉如刀轻刮竹，缓脉呼吸来徐徐，伏甚于沉须切骨，弱脉沉微举即无，

濡脉轻得重则散，斯为八里之脉欤。

又有所谓九道者，长脉流利三部敷，短脉本位尚不及，虚脉迟大而力柔，

促脉来数而急促，代脉不还真可虞，结脉时止而迟缓，动脉鼓动无定居，

牢脉如弦沉更实，细脉虽有但如丝。

问：反关脉歌呢？

答：反关不行于寸口，由肺列缺入臂侧，大肠阳溪上食指，一手两手非病脉。

问：无脉候歌呢？

答：久病无脉气将脱，暴病无脉不忌刻，或因六郁或折伤，关格不应斯无忒，惟有肌肉大脱者，九候虽调多不测。

问：缓代脉歌呢？

答：五十_动不止身无病，数内有止皆知定，四十_动一止一脏绝，四年之后多亡命，三十一止即三年，二十一止二年应，十动一止一年亡，更观气色与形证。

问：急代脉歌呢？

答：两动一止三四日，三四动止应六七，五六一止七八朝，次第推之自无失。

问：**七怪脉歌呢？**

答：雀啄连连，止而又作。屋漏水流，半时一落。弹石沉弦，按之指搏。乍密乍疏，乱如解索。本息末摇，鱼翔相若。虾游冉冉，忽然一跃。釜沸空浮，绝无根脚。七怪一形，医休下药。肝胃肾脾，心肠肺绝。

问：**妇科诊脉歌呢？**

答：妇人之脉，尺大于寸，尺脉涩微，经愆定论。三部如常，经停莫恨，尺若有神，得胎如应。妇人有胎，亦取左寸，若知神门，占之不遁。月断病多，六脉不病，体弱未形，有胎可庆。妇人停经，脉来滑疾，按有散形，三月可必。按之不散，五月是实，和滑而代，二月为率。妇人有孕，尺内数弦，内奔血下，革脉亦然。将产之脉，名曰离经，内动胎气，外变脉形。新产伤阴，出血不止，尺不上关，十有九死。尺弱而涩，肠冷恶寒，年少得之，受孕良难，年大得之，绝产血干。

问：**小儿验纹按额诊脉歌呢？**

答：五岁以下，脉无由验。食指三关，脉络可见。热现紫纹，伤寒红像。青惊白疳，直同影响。隐隐淡黄，无病可想。黑色曰危，心为怏怏。若在风关，病轻勿忌。若在气关，病重留意。若在命关，危急须记。脉纹入掌，内钩之始。弯里风寒，弯外积滞。五岁以上，可诊脉位。指下推求，大率七至。加则火门，减则寒类。余照脉经，求之以意。更有变蒸，脉乱身热，不食汗多，或吐或泻。原有定期，与病有别。疹痘之初，四肢寒微，面赤气粗，涕泪弗辍。半岁小儿，外候最切，按其额中，病情可晰。外感于风，三指俱热。内外俱寒，三指冷冽。上热下寒，食中指热。设若夹惊，名中指热。设若食停，食指独热。

问：八大纲脉歌呢？

答：浮为主表，属腑属阳。轻手一诊，形象彰彰。浮而有力，洪脉火扬。浮而无力，虚脉气伤。浮而虚甚，散脉靡常。浮如葱管，芤脉血殃。浮如按鼓，革脉积亡。浮而柔细，濡脉湿妨。浮兼六脉，疑似当详。

沉为主里，属脏属阴。重手寻按，始了于心。沉而着骨，伏脉邪深。沉而砥硬，牢脉寒淫。沉而细软，弱脉虚寻。沉兼三脉，须守规箴。

迟为主寒，脏病亦是。三至二至，数目可拟。迟而不愆，缓脉最美。迟而不流，涩脉血痞。迟而偶停，结脉郁实。迟止定期（在三四至中），代脉多死。迟兼四脉，各有条理。数为主热，腑病亦同。五至以上，七八人终。数而流利，滑脉痰蒙。数而牵转，紧脉寒攻。数而有止，促脉热烘。数见于关，动脉崩中。数见四脉，休得朦胧（紧者，热为寒束）。

细主诸虚，蛛丝其象。脉道属阴，病情可想。细不显明，微脉气殃。细而小浮，濡脉湿长。细而小沉，弱脉失养。细中之脉，须辨朗朗。

大主诸实，形阔易知，阳脉为病，邪实可思。大而涌沸，洪脉热司。大而坚硬，实脉邪持。大兼二脉，病审相宜。

短主素弱，不由病伤。上下相准，缩而不长。诸脉兼此，宜补阴阳。动脉属短，治法另商（多为酒食所伤）。

长主素强，得之最罕。上鱼入尺，迢迢不短。正气之至，长中带缓。若是阳邪，指下涌沸。中见实脉，另有余软（多为阳明热郁）。